Le Prince Charmant est un Démon !

EDILIVRE.com
COUP DE COEUR
COLLECTION

Catherine Zoungrana

Le Prince Charmant est un Démon !

Roman psychologique

Éditions EDILIVRE APARIS
(Collection Coup de cœur)
75008 Paris – 2010

www.edilivre.com

Edilivre Éditions APARIS (Collection Coup de cœur)
56, rue de Londres, 75008 Paris
Tél. : 01 41 62 14 40 – Fax : 01 41 62 14 50 – mail : actualites@edilivre.com

ISBN : 978-2-8121-5179-8
Dépôt légal : Décembre 2010

PRÉFACE

Le prince charmant, celui que l'on nous vend dès notre éveil au monde, est-il réel, existe-t-il ? Tel est le sujet de Catherine Zoungrana dans ce roman insolent, à l'analyse juste et caustique où la réponse de chacune apparaît avec cruauté et réalisme.

On y croit toutes jusqu'au jour où, à force de recherches, on finit par penser qu'il se cache bien, ne veut pas se montrer ou plus se montrer dans un monde où « la petite maison dans la prairie » a bien disparu.

La question serait plus aujourd'hui, ce prince charmant n'est-il pas plutôt en nous… Quelle vision avons-nous de lui en tant que femmes, en demandons-nous trop ou nous a-t-on bernées en nous faisant miroiter qu'il pourrait répondre à nos attentes devenant de plus en plus exigeantes et complexes tout comme ils attendent de nous, leurs Princesses, l'impossible parfois…

Pourquoi ne pas croire en quelqu'un qui vous fait du bien ? C'est comme avoir la Foi ou croire au Père Noël, faut-il le voir ou le rencontrer pour y croire ? Non, il suffit de savoir qu'il existe quelque part votre moitié d'orange pour passer sa vie à l'attendre ou à la chercher. Il est sûr que dans le monde actuel notre patience a des limites, mais tant que l'espoir est nourri, on y croit… On rencontre souvent ce prince charmant au début des relations car il y ressemble : dîners en tête-à-tête, cadeaux, attentions, mots doux, n'est-ce pas ce qu'on attend de lui ? Qu'il soit un peu gentleman, séducteur, gentil, attentionné, généreux, n'est-ce pas beaucoup pour un seul homme ? Est-ce qu'on ne lui demande pas d'être un héros, un superman ! C'est ce que nos mamans nous ont souvent vendu, mais à nous, devenues adultes, de faire la part des choses !

Ce n'est pas Zorro sur son beau cheval, c'est tout juste celui qu'on espère pour faire un bon et beau bout de chemin, le bon père, le bon mari, le bon amant, tout simplement le bon compagnon d'une vie ou d'un bout de vie à qui il ne faut pas demander l'impossible, mais juste ce dont nous avons besoin pour être heureuses, ce bonheur qui peut être limité si nous ne mettons pas la main à la pâte pour modeler ce Prince…

Lorsqu'il n'y arrive pas, c'est sans doute parce qu'il ne sait pas ce qu'on attend de lui et qu'il ne sait même pas qu'il est « l'élu », qu'on le met sur un piédestal qu'il n'a pas demandé ou qu'il ne mérite pas. À qui la faute ?

Alors un peu d'indulgence pour lui, remettons-le au rang qui est le sien pour le revaloriser et ne pas l'enfoncer, lui qui est certainement fragilisé par un monde où on lui a vendu qu'il est le « chef », alors qu'il sait pertinemment que ce n'est qu'en théorie et que c'est lui qui attend depuis toujours la « Princesse charmante » et qu'il n'est que le Prince sous son charme… !

Si les rôles s'étaient simplement inversés depuis un certain temps et que les wonderwomen ne laissent plus beaucoup de place aux princes charmants qui se sont essoufflés et qui demandent une pause à des femmes de plus en plus présentes et capables de se prendre elles-mêmes en charge au point que la barre pour lui soit devenue trop haute pour qu'il y accède ?

Aujourd'hui le Prince est attendu avec une telle lucidité de la part des jeunes filles en fleurs qu'elles ne connaissent plus la déception ou la désillusion que nous avons connues. Leurs papas et leurs mamans ont pris le parti de ne pas le doter des qualités d'un surhomme ou d'une « surfemme », mais d'en faire un être multicartes, multifacettes, avec tous les visages possibles, les deux sexes, et surtout des défauts permettant de croire qu'il vit lui aussi sur la terre et qu'il n'est surtout ni parfait, ni invulnérable, juste humain, humble et bien réel… De quoi nous contenter tous et toutes !

Catherine Zoungrana nous livre un diable se présentant en habit de lumière, un démon qui nous aveugle avec panache, mais l'Amour ne nous rend-il pas aveugles ?

Elle nous dépeint des Princes à tous les âges et des Princesses en attente aux mêmes âges avec chaque période chargée de ses affres ; ils revêtent différents aspects, du doux rêveur au maniaco-dépressif, on passe du Prince à l'anti-Prince… Elle les illustre de sombres histoires de Princesses déçues et déchues telles Irène, Emma, mais elle n'oublie pas de nous présenter les anti-princesses avant de nous redonner l'espoir avec les vraies, celles qui font rêver comme Marylin, Piaf, Dalida, Lady Di, pour qui le rêve a viré au cauchemar et toutes celles du XXe siècle qui n'en sont pas des moindres.

Malgré toutes ces désillusions, son baiser nous réveille encore du long sommeil de l'attente. Et c'est avec une belle plume, une belle verve et de l'insolence que l'auteur nous livre les différents visages du prince charmant qui peuvent le conduire à être un démon alors qu'il fut un ange !

Cela pour bien nous rappeler une histoire qui a déjà eu lieu… et nous mettre en garde contre nous-mêmes et contre des idées trop bien reçues qui peuvent nous conduire à notre perte… ou à un bonheur presque irréel ! Ce roman n'est autre que le conte des Mille et une Princesses écrit par l'une d'entre elles… ! Celle-là en habit de lumière, de générosité, de bonté et de beauté…

France Zobda
Directrice de ELOA PROD

INTRODUCTION

Maman nous raconte des histoires, au sens propre et figuré d'ailleurs. On a toutes et tous le souvenir d'un moment privilégié où au-dessus de notre visage se penche d'un air bienveillant celui de notre mère racontant une de ces histoires à dormir debout. En fermant les yeux, et en se replongeant dans les méandres de sa mémoire truffée de souvenirs infantiles, reviennent parfois en mémoire les effluves du parfum maternel. Ses cheveux vous caressent le visage et ses mains mimant l'héroïne de votre conte préféré, empêtrée dans une situation des plus délicates. Quel soulagement, lorsqu'enfin sa bouche arbore une ravissante moue annonçant l'arrivée imminente du prince charmant.

Oui mais, voilà à cinq ans, on avale les mots comme les bonbons que l'on nous met dans la bouche. On s'attend à la promesse d'un goût citron dont la couleur jaune ne laisse aucune alternative. Dans les contes de notre enfance, la princesse est jeune, belle, brune ou blonde, pas forcément riche en tout cas. Pas besoin, le prince lui l'est en plus d'être beau, jeune, intelligent, fort… Il chante merveilleusement bien même et il sent si bon même après la guerre.

Il peut te réveiller d'un coma profond en un clin d'œil sur un simple baiser. Il peut se battre contre des dragons, improbables obstacles à votre amour. Il est un mélange de ce héros, que tu crois ton père…et de ce petit garçon avec qui tu aimes tant jouer dans la cour de l'école. Il est à ta merci, ce futur amant terrible qui sera un jour l'objet de tes désirs. Mais à ce moment-là, c'est ton compagnon de jeux, il t'a même offert une fleur l'autre jour… et le cœur de cupidon qu'il a réussi à dessiner sans bavure. Oui, il ne sait pas encore écrire, ton chevalier servant, alors il te l'offre son cœur comme un bon gros gâteau au chocolat. Et là tout le monde s'exclame « Que c'est mignon, hein ! C'est adorable non ! Oh regardez, ils se sont fait un bisou sur la bouche. »

Je suis sûre que vous pensez la même chose que moi au moment où je l'écris. Quel ramassis de conneries, non ? Soyons francs, les cinq ans sont révolus et nous voilà toutes parachutées un beau jour dans le vrai monde des « Mecs ». Tiens, c'est marrant, ça ne ressemble plus du tout à ce que l'on nous a raconté…

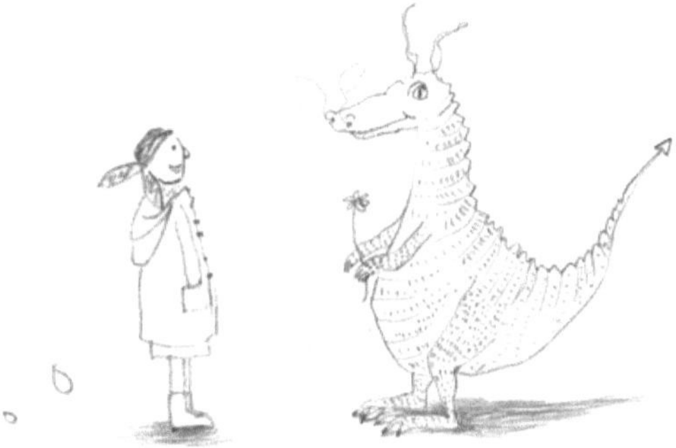

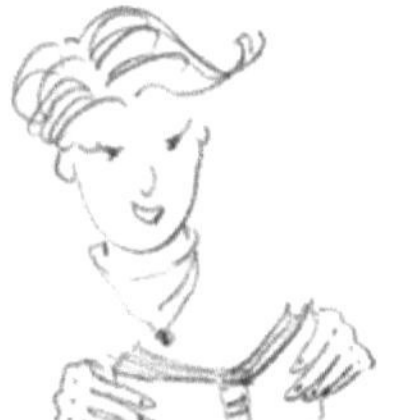

CHAPITRE I
PRINCES ET PRINCESSES À TOUT ÂGE

À dix ans

Heureusement, avant d'être confrontée à la réalité, on a eu quelques années pour s'entraîner.

À dix ans, on a bien compris que le prince charmant est très combatif et que ses activités les plus prisées consistent à se castagner à la récré. À ce moment-là, il ne s'agit pas de comprendre pourquoi la bagarre est de rigueur pour clore n'importe quelle activité de jeux. Partie de billes, échange de cartes « Pokémon » et surtout défendre sa dulcinée.

La petite fille de dix ans se prévaut simplement d'avoir conquis le plus doué en castagnes de toute la bande de loustics et surtout celui particulièrement doué pour esquiver les coups. Autrement dit, « le meneur », le plus craint et le plus fort en A de notation. La favorite, comme l'héroïne des contes de fée est forcément très jolie en plus d'être intelligente. De ce fait, elle revendique son indépendance et refuse d'être cantonnée à l'état de potiche.

Elle travaille bien à l'école, ramène les meilleures notes à la maison. Elle affiche un sourire des plus angéliques et s'habille plutôt « tendance ». Ouais, c'est une « fashion victim » et les petits garçons adorent la féminité. Ils savent déjà reconnaître un « thon » d'une « mini-bomba ». Non mais vous vous rendez compte ! Ils aiment déjà les formes longilignes, les yeux de biches égarées et les bouches en forme de cœur, oui mais pulpeuses ; c'est plus tendance.

Leur nouvelle génération métissée offrant un choix plus élaboré de conquêtes, ils oscillent entre le blanc, blanc cassé, caramel fondant, marron glacé et noir ébène. Du coup, ils affichent leur copine chocolat ou boucle d'or comme des trophées d'une nouvelle espèce. En fait, notre prince charmant est déjà libre de choisir et surtout de changer au gré de ses humeurs. La fille décide de le garder ou non selon l'ampleur des affronts subis.

Par exemple : Mélissa, dix ans, lance à son amoureux transi Romain neuf ans :

– Je t'ai vu embrasser Naomi derrière l'école à la sortie !

– C'est pas moi ! C'est ELLE qui m'a forcé, tu sais bien que je l'aime pas !

– Bon ça va pour cette fois ! Mais si tu recommences c'est FINI entre nous !

– Ok ! Je vais jouer avec Valentin maintenant, salut !

Au détour du chemin, voilà le sieur Valentin qui ramène sa fraise.

– Ah Valentin ! Je te cherchais, t'étais où ? demanda Romain.

– Ben, avec Naomi ! Elle m'a même embrassé sur la bouche !

– Ah bon ! Moi aussi elle m'a déjà fait le coup l'autre jour ! Faut qu'elle arrête hein, sinon Mélissa me quitte ! déplora Romain.

– T'inquiète ! Elle l'a fait aussi à Erwan, Quentin et Franck aussi ! Ça compte pas !

– T'as raison, je crois qu'elle est folle des bisous sur la bouche et c'est tout !

– La prochaine fois qu'elle m'approche, je lui fais un croche-patte !

En fait, leur univers est impitoyablement proportionnel au nôtre et tellement semblable. Au programme, tromperie, rupture, réconciliation, règlement de comptes… tout ça sur fond d'amitié, de complot, de trahison. À cet âge-là, on se remet d'un chagrin d'amour comme d'un bobo. On guérit à coups de sucettes, de mercurochrome et de bisous.

Se pourrait-il que l'amour tel qu'on le vit à dix ans, laisse présager des rapports amoureux fondés sur de faux compromis infantiles ? De fausses promesses, des malentendus et de faux espoirs nourris à l'eau de rose ?

La vérité est que déjà, à cette étape-là de la vie, de mauvaises habitudes se profilent et s'accentueront au fil du temps.

Nous les filles, graines de femmes, donnons, oui je dis bien donner, gratuitement, notre cœur pensant qu'en retour, nous recevrons l'amour suprême, éternel, solennel…

Mais tout est là ! Au lieu de nous poser les bonnes questions au bon moment, nous préférons croire que le prince charmant, ne se lassera jamais de notre ravissante frimousse.

Lui de dix à quinze ans

Il fait du foot trois fois par semaine, ben oui, l'entraînement, les tournois du week-end, entre deux, il joue à la Play, sans parler de la Nintendo et aux activités annexes. Sans oublier les fatidiques jeux en ligne qui parfois réduisent les ados à l'état de « no life ». Une des addictions les plus redoutées par les mères actuellement. Tout bien considéré, il est plus rassurant de les voir naviguer sur Facebook, MSN tant que les échanges virtuels restent anodins et n'entraînent pas d'autres effets pervers tels que le harcèlement moral, ou sexuel. Au moins pendant qu'ils sont tranquillement à la maison à se persécuter depuis le web, ils ne prennent pas le risque à l'extérieur de prendre une balle perdue ou de se faire zigouiller entre deux bandes rivales.

Pour clore cet aparté sur la jungle urbaine et virtuelle dans laquelle les bambins évoluent et revenir à notre sujet, voici un autre phénomène récent, les garçons ados font du shopping aussi, soignent leur peau, leurs cheveux, leurs looks à grands coups de marques. Ils ont les mêmes armes que les filles mais n'en ont pas la même utilité.

Eux, ils s'apparentent à des mouvements, Hip Hop, R'n B, Tectonique, Métal Rock, ou sportif ou rien. Le mouvement « rien », se veut, félin nature. Tel qu'il est, tel que tu dois l'aimer. C'est ça l'amour, il a appris que le prince charmant est un mec de son état et cela suffit largement à contenter n'importe quelle femelle digne de ce nom. Après tout, à chacun sa chacune. Encore faut-il avoir la chance de se rencontrer à un moment donné. Sauf si ton destin en a décidé autrement !

Le prince charmant n'a que de beaux mots dans la bouche, il ne crache pas, ne jure pas, et respecte sa mère, même la tienne. Il dit « Bonjour, merci, excusez-moi… » Le b.a.-ba du savoir-vivre. Il est doux et ne laisse présager aucun acte de violence latent. Il est tellement parfait dans les contes de fée qu'il n'existe pas.

Elle de dix à quinze ans

Une lolita en puissance, consciente de ses atouts, elle les brandit comme une arme devant toi.

Lorsqu'elle esquisse un sourire, tu fonds comme un morceau de beurre au soleil.

Elle te toise de son regard killer et moqueur à la fois, avide de sensations fortes. Elle te manipule comme un chewing-gum qu'elle a mâchouillé pendant des heures et qui a perdu tout son goût. Capable d'un bel élan de tendresse, elle te piétine de tout son poids si tu touches à son bonheur.

En surfant sur le web, elle a appris des tas de trucs sur les « mâles ». Elle est incollable en choses du sexe. Elle est belle comme la lumière du jour qui pâlit de jalousie en la voyant.

Elle défie les lois de la fashion-attitude un peu plus chaque jour, elle la réinvente de sa créativité juvénile, de sa fraîcheur insolente. Elle rafle tout sur son passage, les sifflets admiratifs, les waouw, aïe aïe… jusqu'au fatal « mate un peu la meuf comme elle est bonne ! ». Doit-on se réjouir de ces débordements fallacieux ? S'il s'agit de ta progéniture, crois-moi, non !

Connaissez-vous le monde merveilleux du virtuel ? MSN !

– Slt, ça va ?

– 2m1 RDV 2vant MC DO – 15h00 avec Max le BG.

– Ok à tte alors !

– Je le kiffe trop ce kum !

Traduction dans le monde des adultes :

– Salut, ça va ?

– Demain RDV devant le MAC DO à 15h00 avec Max le beau gosse

– Je l'aime beaucoup ce mec !

Ce monde impénétrable est codé et sépare en réalité deux catégories de population.

Celle qui croit encore au prince charmant « new age » et celle qui n'y croit plus.

Les temps ont changé et aujourd'hui, les histoires d'amour prépubère se vivent virtuellement.

Les princes et les princesses s'échangent des mots d'amour via MSN. C'est beaucoup moins dangereux. On ne prend surtout pas le risque de s'affronter. On ne se touche même pas, on ne s'embrasse plus, non plus. On est juste connecté 24 heures sur 24.

Un petit texto de temps en temps dans la journée pour raviver la flamme et le soir à la tombée de la nuit, séances de pianotage intensif sur le clavier. Au-delà de 22h00, on enclenche le forfait illimité et la connexion se poursuit à voix basse au fond du lit, à l'abri des parents curieux. Tout se passe dans la plus grande discrétion et les jeunes sont connectés du matin jusqu'au soir sans que les parents s'immiscent dans leur vie.

On se livre, caché derrière son écran et on vibre au rythme des mots que l'on débite à coups de clavier. Vous imaginez toute cette symphonie nocturne du net. C'est la nouvelle génération de love story, de contes de fée. On vit dans l'irréel parce que le réel ça fait trop mal.

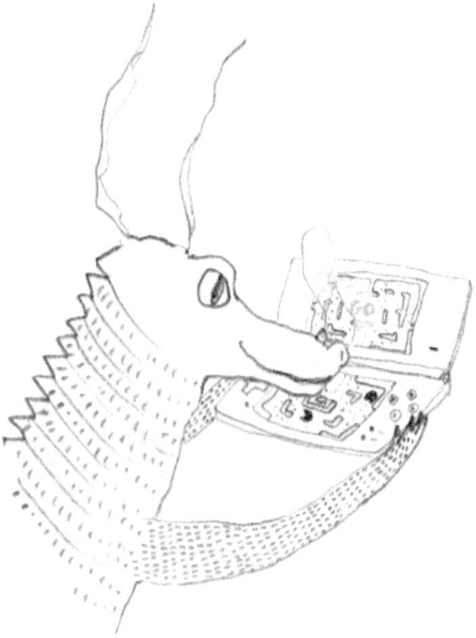

Copyright Ingrid Monchy

Je crois que l'adolescence se rapproche beaucoup plus du conte de fées qu'il n'y paraît.

C'est l'époque la plus agréable qu'un être humain puisse connaître dans certaines conditions. Dans le monde où je vis, un ado a la même vie qu'un adulte avec tous les avantages et sans les contraintes. Il peut obtenir facilement une carte bancaire, possède un portable, se prélasse dans des sofas, écoute de la musique sur son MP3, échange des e-mails, des textos et conduit des voitures en conduite accompagnée. Il chahute, te regarde travailler comme un forcené pour lui apporter tout le confort qu'il mérite, pour la pure et simple bonne raison du lien consanguin qui vous unit. Tout lui est dû et jamais il ne se pose la question de savoir ce que tu ressens dans ce monde sans pitié. Doté d'un appétit féroce, il se contente de vider ton frigidaire pendant que tu t'efforces de le remplir et tel Pacman en action, il te dévore tout cru.

Il t'accorde de temps en temps, l'œil rivé sur ton porte-monnaie un peu d'attention pour te faire croire que tu es la personne la plus importante à ses yeux.

Possédé par les hormones, l'ado peaufine son image devant le miroir tous les jours en se demandant quel rôle, il va bien pouvoir jouer dans la cour du collège. Tel un acteur la veille de sa première, une mèche rebelle, un bouton disgracieux, vont l'angoisser au point de trouver un prétexte pour sécher les cours. Il cherche son identité comme un chien lâché en forêt à l'affût d'une truffe et trouve une parade dans la peau de sa star préférée.

Son look est aussi travaillé que les factures qui te hantent à la tombée de la nuit.

Ce petit monde merveilleux évolue sous ton regard bienveillant et te fait payer le prix de tes mensonges.

Dors, jolie princesse… lui répétait-on sans cesse, dors ton prince viendra un jour…

Et toi mon doux prince, grimpe sur ton beau cheval blanc, lui disait-on en mimant le cavalier au trot…

Voilà le résultat, des ados qui se prennent pour des héros de série B, passent le plus clair de leur temps à imiter leur people préféré. Prêts à pactiser avec le diable pour un petit moment de gloire, pour de l'argent, pour oublier tout simplement qu'ils ne seront jamais les héros de leurs contes de fée.

Princesses de pacotille

Pendant des générations, on nous a rabattu les oreilles avec la belle robe de la princesse, ses cheveux soyeux, son parfum délicat. Elle ne fume pas, elle ne boit pas, mange-t-elle au moins ? Avez-vous entendu parler de la princesse qui se tape un bon gueuleton et expie un rot en hommage à ce copieux repas qu'elle vient de s'empiffrer.

La princesse ne risque pas de dégoûter son partenaire en vomissant devant lui après une soirée bien arrosée. Elle n'est pas humaine, elle n'existe pas…

Elle est décorée comme un sapin de Noël sur un simple coup de baguette magique, elle est vêtue de haillons et comme par enchantement se transforme en une magnifique gravure de mode.

En revanche toi, tu dépenses ton fric chez H & Co, tu te fais épiler, liposucer, pétrir comme du bon pain, tu te prives de biscuits apéritifs, de pasta à la carbo et de fromages 0% MG pour rentrer dans les fringues que tu viens d'acheter. Le pire, nous en faisons toutes autant. Ils le savent bien eux… En font-ils autant pour ressembler au héros de notre enfance ?

Je me suis toujours dit que Cendrillon avait quand même eu un sacré coup de bol pour avoir sa marraine, disposée à la parer comme une reine en agitant sa baguette magique. Une chose est sûre, on n'attrape pas les mouches avec du vinaigre, la moralité de cette histoire serait que le prince charmant l'aurait certainement jetée en haillons.

Blanche-Neige ne devait pas être si blanche qu'il y paraissait pour oser se pavaner devant sept demi-mecs peut-être, mais non moins mâles.

Et puis la Belle au Bois Dormant savait bien ce qui l'attendait en défiant le sort qui lui avait été jeté. Mais l'histoire aurait été trop courte et surtout la présence du prince complètement inutile, sans aucun intérêt même. Le fait qu'il se batte contre des dragons pour les beaux yeux de la demoiselle nous rappelle tout simplement combien l'inconscience féminine reste pathologique. En fait, la belle en général n'a aucun sens des responsabilités et son seul centre d'intérêt en dehors de se faire belle est d'aller chercher des embêtements. En fait, c'est un faire-valoir, car la princesse ne sert à rien.

Seul le prince, preux chevalier, au demeurant sans peur et sans reproche, combat, défend l'honneur de sa bien-aimée au péril de sa vie. Il ne la connaît même pas et a juste vaguement entendu parler de sa beauté à travers le royaume. Oui, oui, vous avez bien lu, sur une simple rumeur, il a abandonné sa famille, enfourché son cheval blanc, parcouru des montagnes en pleine tempête de neige pour une fille qu'il ne connaissait pas. Mais dites-moi, quelle mère élèverait son fils en caressant le rêve de le voir disparaître pour la connerie d'une gamine écervelée ? Prenons le cas du Petit Chaperon rouge, trois générations de dégénérées, nous fait-on croire ? La mère qui envoie sa propre fille au casse-pipe sachant le danger qui l'attend dans la forêt, encore une fois la fille qui désobéit en connaissance de cause. Quant à la grand-mère, vivant seule, isolée au milieu des bois, elle se jette carrément dans la gueule du grand méchant loup, occupant le plus redouté des environs, réputé pour son appétit insatiable de chair humaine. Il faut bien avouer qu'il y a prescription. Arrêtons ces inepties que l'on déblatère depuis des décennies.

Il ne s'agit pas de les passer toutes en revue mais simplement de tirer la sonnette d'alarme et de dire stop au bourrage de crâne.

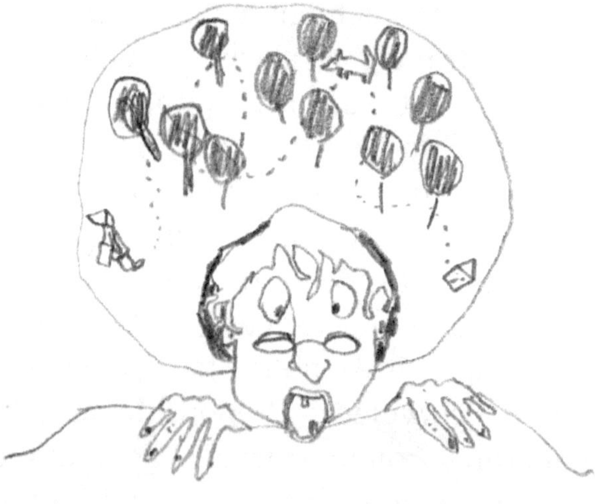

Copyright Ingrid Monchy

Pourquoi y croit-on ?

Pourtant, c'est vrai, on a envie d'y croire comme au « Bon Dieu ».

On est déjà à un moment donné privé du Père Noël, on continue de le renouveler chaque année, à l'attendre avec le même regard émerveillé que nos enfants. On sait qu'il n'existe pas mais si on pouvait on le ferait apparaître même en faux. On va même jusqu'à se déguiser, usurper son identité pour que le rêve devienne réel. Alors, s'il fallait en plus faire une croix sur le prince charmant, ça ne serait pas vivable. On serait obligé de vivre tout le temps dans la réalité. Plus de rêves, plus d'espoir, plus rien…

Combien de cœurs brisés peut-on comptabiliser depuis toutes ces décennies au nom du mythe du prince charmant ? Personne n'a remis en question cette utopie bien ancrée dans nos petites consciences.

Il semblerait que nous ne soyons pas si dupes et que nous nous complaisions dans ce leurre par dépit ou peut-être tout simplement par espoir. Il est difficile de renoncer à ses rêves, pas à sa triste vie.

Mais oui, si finalement, on avait juste envie de croire. Il y a celles et ceux qui doutent de tout, c'est foutu, on est foutu ! et celles et ceux qui vivent dans la foi, foi en eux, aux autres, en la vie, en l'amour aussi.

L'éducation d'un Prince

Nous les mères couvons, dorlotons, chérissons nos chers petits princes de l'âge tendre en passant par la puberté jusqu'à l'âge adulte. Nous les préparons à prendre leur envol et enfin choisir la bonne princesse qui assurera la descendance.

Croyons-nous ! Pauvres de nous !

Non contentes de les protéger des autres et surtout d'eux-mêmes, nous respirons leur air, marchons sur leurs pas, écartons leurs obstacles, portons leurs maux, réglons leurs problèmes, faisons leurs devoirs, assumons leurs bêtises, endossons le poids de leurs erreurs…

Pourquoi ? Pour la simple et bonne raison que la chair de ta chair ne peut pas devenir ce prédateur potentiel, ce criminel en puissance, ce pédophile lubrique, ce violeur de petites filles, cet amant incestueux, ce voleur récidiviste, ce psychopathe en délire, cette brute épaisse, cet alcoolique dépravé, cet ennemi public numéro un, ce clochard laissé pour compte… Bref cet être répugnant qui se présente à toi comme étant ton fils. Toi qui as tant veillé sur son bonheur, répondu à ses moindres désirs, fondé tant d'espoir. Comment cet être merveilleux qui a révélé ta vraie nature, t'a faite mère et t'a comblée de joie ne peut-il pas être à la hauteur de tes espérances et anéantir tous tes rêves de grandeur, de fierté maternelle. Comment peut-il faire de toi la génitrice d'un monstre de la pire espèce au lieu de cet être exceptionnellement doué que tu avais mis au monde. Comment expliquer cette erreur de casting incompréhensible ?

C'est vrai que tu n'avais pas les moyens d'assouvir tous ses besoins dans cette société de consommation intempestive. De ce fait, tu l'as vu grandir dans la frustration, la colère, la rancœur. Tu t'étais dit, ça passera ! C'est vrai que tu lui facilitais tellement la tâche qu'il avait perdu le goût de l'effort, cette rage de vaincre que l'on reconnaît chez les êtres d'exception. Non, tu l'encourageais à se prélasser dans ton sofa pendant que tu trimais à l'usine toute la journée ; à lui préparer ses petits plats préférés, à lui mâcher les devoirs, excuser sa fainéantise chronique.

Fort de ta compréhension, il a abusé de ta confiance, a profité de ta crédulité pour mieux te rouler dans la farine. C'est à partir de ce moment-là qu'il a commencé à consommer des substances illicites mais attention, il n'a jamais « dealé ». Le tien c'est un petit gars bien ! Tu te souviens avec son « ceveu » sur la langue. C'était toi tout craché au même âge ! Tu t'en félicitais d'ailleurs. Le mien, le mien, le mien…

Tu le laissais filer à l'anglaise pendant que tu ramenais ton chariot de courses bien trop lourd à porter dans ton immeuble sans ascenseur. D'ailleurs, lui aussi tu le portais, souris-tu bêtement en pensant à ses trois premières années pour lui éviter toute fatigue inutile. Ton dos s'en souvient bien d'ailleurs et te le rappelle à chaque mouvement brutal. On n'est jamais préparé à ça ! Le pire c'est qu'au moins il est vivant quoi qu'il ait fait. Voilà le cœur d'une mère ! À choisir elle aurait pu mourir pour racheter la conduite de son fils et faire de lui le prince charmant dont elle rêvait.

Il apparaît qu'un seul prince charmant ne suffit pas et puis d'ailleurs pourquoi se contenter du premier qui se présente alors qu'il n'a absolument pas fait ses preuves. C'est vrai ça, il n'est plus question de se fier aux belles paroles en l'air du présumé prince charmant. Il faut bien avouer que le titre de prince charmant se mérite et qu'il ne suffit pas d'avoir la gueule de l'emploi.

Dans un premier temps, il est préférable pour une princesse de ne pas succomber à l'amour et d'analyser ses émotions pour maîtriser la situation et imposer sa propre règle du jeu.

Je me suis donc penchée sur les antithèses du mythe princier. C'est-à-dire les profils les plus « charlatanesques ». Ceux dont on ne se méfie pas. Les plus toxiques. J'ai voulu établir la fiche identitaire de chaque type de loup qui sommeille en chacun des prétendus princes charmants. Si toutefois, cette introspective pouvait faire capoter de futures histoires d'amour malsaines ou encore sauver des proies faciles ; éviter des chagrins inconsolables, des cœurs brisés, des vies gâchées !

Alors, il est grand temps d'ouvrir les yeux et d'écouter réellement votre bon sens Mesdemoiselles, Mesdames. Soyez désormais vigilantes et ménagez vos petits cœurs en mal d'amour. Pensez aux enfants à naître ou nés de ces malentendus évitables, de ces remords insoutenables, de ces tourments obséquieux et de ces feux de paille fiévreux et nauséabonds. Que reste-t-il de nos amours perdues ? De cette jeunesse gaspillée ?

De la vie brisée qui en découle ?

CHAPITRE II
LES PORTRAITS DE L'ANTI-PRINCE

Les profils les plus courants, ne sont pas les plus dangereux. Avez-vous déjà rencontré au moins une fois dans votre vie, le profil du « doux-rêveur » plutôt gentil au demeurant inoffensif, même, le calculateur, le « travaillomane », l'emphatique, le pervers narcissique et puis le maniaco-dépressif et enfin le psychopathe, les deux derniers étant les moins sympas.

Portrait du doux rêveur

D'une nature calme, il excelle dans les disciplines artistiques, vit dans un univers impénétrable pour le commun des mortels. Un physique avenant, un style intemporel, il inspire tout de suite confiance. Un regard bleu limpide peut accentuer cet hypnotisme naturel et pauvre de toi, tu es déjà conquise.

Lui en revanche a besoin de temps pour te comprendre et trouver la fibre artistique qui va te relier à lui. Il t'observe du coin de l'œil, teste ton degré de sensibilité face à son art. Il t'apprivoise à coups de compliments finement dosés. Il te frôle, t'initie gentiment avant de te faire rentrer dans son univers. Musicien invétéré, il navigue en solitaire ou en bande. Il veut te présenter au groupe. C'est eux qui vont décider, l'ultime examen qui te conduira tout droit dans ses bras. S'il est peintre ou écrivain, tu évolueras dans son atelier où il te donnera la clef de son cœur aux couleurs de l'arc-en-ciel. Il fera de toi, sa plus belle toile et te fondra dans son décor au gré de ses envies. L'écrivain t'introduira à ton insu dans son prochain roman et fera de toi une héroïne. Oui mais, c'est lui qui manie la plume et a le contrôle sur le rôle que tu vas jouer. Il va te confondre avec son personnage et s'étonnera des répliques que tu pourrais lui donner.

Si tu es artiste, vous avez beaucoup plus de chance de trouver une parfaite harmonie dans un univers de votre propre composition.

Malheureusement, cet homme-là te fait vivre au départ un beau conte de fée et se lasse très vite de ta béatitude. Il a besoin de se renouveler sans cesse et de s'isoler pour retrouver l'inspiration.

En bref, il peut te faire un enfant sur le champ si tu le lui demandes, il n'est pas contrariant car il n'a aucun sens des responsabilités. Pour lui, l'enfant ne sera qu'une œuvre de plus à son palmarès. Il aime avant tout la solitude, et son égocentrisme est aussi spectaculaire que la douce rêverie dans laquelle tu as plongé. Le réveil est souvent très douloureux car par un tour de magie, tu ouvres les yeux et il a disparu.

Portrait du calculateur

Pas méchant pour deux sous, il récolte le fruit de ce qu'il a semé. Ce qui signifie qu'il ne risquera pas d'être pris au dépourvu quand la bise sera venue. Il a tout prévu. Il a été programmé depuis tout petit pour ne pas rater la bonne occasion. Il sait reconnaître la bonne affaire au sens propre et au sens figuré.

Il est en apparence, nickel chrome, la mèche brossée ou le cheveu court hirsute. Il aime les chemises à carreaux, les pantalons repassés et cherche pathologiquement la femme qui répondra à ses attentes. Élevé en budget serré, il connaît la valeur de l'argent, de celle qui ne lui en coûtera rien.

Elle est indépendante, vit seule en appartement plutôt confortable car consommer chez toi, c'est mieux. Il admire ton côté femme d'intérieur et te voit en train de repasser ses chemises.

Il préfère les blondes, sa mère l'était, une valeur sûre et pas de surprise. D'ailleurs, il peut t'épouser, il a déjà économisé pour la lune de miel. En Tunisie, rapport qualité-prix inégalable.

Il sait que tu es la femme de sa vie, tu t'entends bien avec lui et ne le contredis presque pas. Il décide de tout et avec lui ta vie sera un long fleuve tranquille.

Attention : les passionnées s'abstenir, Les vénales foncez !

Une chose est claire, tu ne manqueras jamais de rien, tu peux dormir tranquille sur tes deux oreilles.

Portrait de l'Emphatique

Il est brun et ténébreux, les sourcils souvent froncés, le front légèrement plissé. Il te regarde droit dans les yeux quand tu lui parles et il n'esquisse même pas un sourire d'approbation ou d'encouragement. Il se contente de te scruter comme si tu n'étais pas un être humain mais tout juste une curiosité jacassant à tout bout de champ pour rien.

Il acquiesce de la tête à chacune de tes paroles mais en réalité, il s'en moque éperdument. D'ailleurs, il te répond du bout des lèvres comme si les mots peinaient à sortir. Quand bien même, il aurait envie de parler, tu te perdrais dans ce déluge de mots incompréhensibles. Il ne sait rien faire avec simplicité et tu n'avais pas prévu d'aller à ce cocktail super pompeux qui ne t'inspire rien. Tu voulais faire un tour avec lui, main dans la main et profiter du beau temps. Lui, avocat de son état voulait rencontrer ce nouveau député fraîchement élu qui pourrait faire aboutir ce fameux dossier, intraitable.

Il est plus proche du ciel que de la terre et aime à t'exposer ses connaissances sur les constellations qu'il a observées pendant des heures, le soir tard…

Il avoue volontiers préférer les étoiles aux personnes qui l'entourent car elles l'inspirent. Il est très sensible aux fluctuations des astres et fatalement ne supporte pas les soirées de pleine lune qui ont un effet d'excitation physiologique sur lui.

En effet, il connaît mieux les astres que les dates d'anniversaires des membres de sa famille. Tu te trémousses, déploies tes arguments et ton beau décolleté, tu te maquilles et te pares pour briller parmi ses étoiles en vain. Tes mots ne seront qu'un débit de bruits insensés et disgracieux comparés à l'univers qu'il s'est construit et dans lequel il s'est barricadé.

Un conseil, prends la fuite car tu ne brilleras jamais autant qu'une étoile au firmament donc à ses yeux tu es sans intérêt.

Portrait du travaillomane

Pas très loin du calculateur, arrive le travaillomane. À l'image de la fourmi, il a travaillé tout l'été pendant que tu dansais…

Il vit dans le stress et tout son corps appelle le travail, sa raison de vivre. Il a un train de vie plutôt « métro ». Il possède une super-bagnole, Audit TT de préférence pour mettre en avant son look « sport ». En fait, il doit être constamment dans l'action. Il mange en travaillant, dort, bouge, rit, conduit, téléphone et même au lit son portable ne le quitte pas. Il adore les gadgets high-tech et rien ne manque dans son duplex parisien, de l'écran plasma au home cinéma panoramique géant, en passant par la HD, éclairage intuitif…

Son domaine d'activité rime avec bling bling, immobilier, financier, magnat des affaires, il est craint comme le loup blanc et ne se refuse aucun luxe aussi clinquant que son ego. Il peut t'offrir un carrosse, la robe, et les chaussures de Cendrillon, au rabais car il connaît du monde et fonctionne en réseau.

Mais ça toi, tu ne le sais pas et il te conforte à penser qu'il a payé au prix fort pour tes beaux yeux. Il te préfère d'ailleurs longiligne, taille mannequin. Il aime s'afficher à ton bras en Versace, « M. De Fursac » met davantage sa silhouette en valeur. Il a le goût des belles choses et te mêle à sa réussite tant que tu te comportes en amante. Il ressemble aux « mâles préfabriqués » reconnus comme les plus sexuellement transmissibles.

Si tu as en plus un petit accent russe, ou anglo-saxon, il pourra se vanter d'avoir été te chercher loin. Oui, parce qu'il aime ce qui est rare et beau. Il ne t'écoute jamais et ne parle que de lui ; combien il a manqué dans sa jeunesse !

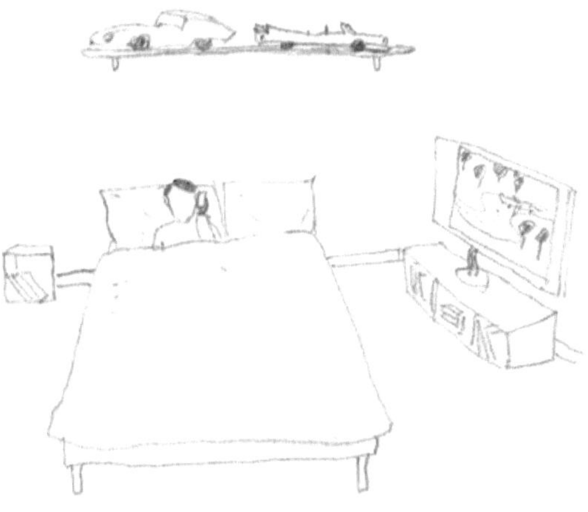

Aparté sur le play-boy

Ce type de personnage rappelle étrangement celui du play-boy, je ne développerai pas davantage les particularités que nous connaissons toutes…

On a l'a assez caricaturé et aujourd'hui, il est presque sympathique ; ayant traversé toutes les époques, il continue de sévir auprès de belles beaucoup moins farouches, certes, mais non moins naïves. Il a simplement l'apparence de ce métro sexuel que tu affectionnes tant. Armé de toute la panoplie qui lui permet plusieurs connexions en ligne et sur les sites de rencontres, il multiplie ses facettes et ses conquêtes. Prédateur acharné, il peut être au gré de ses envies l'homme marié qui a envie de s'éclater. Trop sérieuse s'abstenir merci ! ou le célibataire endurci qui attend désespérément sa promise d'un soir. Trop sérieuse, s'abstenir ! Merci ! Il pourrait être également le père potentiel de tes enfants. Cruellement dépossédés de la présence masculine dont ils auraient tant besoin, il pourrait être un père de substitution exemplaire. Sur le net, ce ne sont pas les proies faciles qui manquent alors pourquoi, se fatiguer en boîte ou avec la collègue de travail qui lui ferait prendre un risque inouï et qui aurait vite fait de le démasquer. Malgré toute la mascarade, certaines s'y laissent prendre et parfois « tel est pris qui croyait prendre ».

Les femmes se laisseraient davantage séduire par des têtes bien pleines avec un soupçon d'humour et une part de féminité bien assumée. Waouh… Quand on y pense. En général, ce spécimen rare n'est pas disponible. Évidemment, on se l'arrache, on l'épouse, le chérit, le dorlote et le cache.

Portrait du pervers narcissique

Il a le regard d'un ange qui te transperce le cœur et t'hypnotise de la même manière qu'un crotale. Au premier abord, il t'ensorcelle de sa présence et le désir qu'il porte sur toi est plus fort que le feu attisé par le vent. Il semble inoffensif et son visage infantile réveille ton instinct maternel. À ce moment-là, il prend conscience de son pouvoir sur toi et va s'acharner à faire de toi sa chose.

Il aime à te raconter ce que tu as envie d'entendre car ta dépendance à lui n'en sera que plus accrue. Il te rassure, fait en sorte de te protéger des autres, de toi-même. Pour arriver à ses fins, il te couvrira de cadeaux, te sortira dans des endroits enchanteurs et t'enivrera de son plus beau discours. Il fera de toi sa princesse.

Le vice réside dans cette ingéniosité, dont il est capable, à te manipuler sans en avoir l'air.

Sa capacité à se faire illusion sur une histoire d'amour factice met en relief sa personnalité retorse. Il sait analyser tes gestes et évalue à ton comportement le degré de pouvoir qu'il aura sur toi.

Nul n'est à l'abri de rencontrer une telle menace psychologique. À la fin de l'histoire, tu as tout perdu, ta dignité, ta confiance en toi, tes amis, tes projets, tes rêves et peut-être même ton argent. Il t'a réduite à l'état de néant et t'a fait basculer dans un monde que tu ne soupçonnais pas, celui de la perversité, du mensonge. Tu as assouvi ses plus bas instincts et les portes de l'enfer se sont refermées sur toi en te laissant comme morte.

Un conseil, fuis à la moindre suspicion de ce profil néfaste, n'essaye même pas. Ne te fie pas à son physique attractif et à sa galanterie excessive dans l'unique but de t'appâter.

Personne ne sort indemne de ce type de relation qui révèle en réalité un mal de vivre dont le jeu consiste à détruire pour exister.

Éternellement insatisfait, son ego est surdimensionné car il éprouve une jouissance suprême de te voir à sa merci.

Portrait du maniaco-dépressif

Je vous présente un grand malade dans le sens handicapé de la vie, de l'amour…

Tout aussi dangereux que le précédent puisqu'il vous entraîne de la même façon dans un monde douloureux.

Il se pose d'entrée de jeu en victime et attend de toi, un soutien, un réconfort soutenu.

En échange, il t'accordera quelques douceurs passagères avant de replonger dans son mutisme.

Son enfance a été malheureuse et il recherche désespérément la mère qu'il n'a jamais eue.

Seul au monde, tu deviens sa raison de vivre et ton absence lui est insupportable.

Il vit constamment dans la tourmente et se complaît dans la négation. Il refuse d'assumer ses responsabilités par peur viscérale de l'échec. C'est toujours la faute à pas de chance et a trouvé une théorie sur cet abominable karma qu'il aurait hérité d'un martyr de l'Inquisition.

Persuadé de cette malédiction il t'entraîne peu à peu dans ses croyances et élucubrations grotesques. Il ne travaille plus car son aura néfaste déteignait sur ses anciens collègues et s'en faisait ressentir sur son travail. Il a la larme facile et peut rester des heures au lit pendant la journée en attendant ton retour. Dès ton retour au bercail, tu auras à accomplir les tâches ménagères dont il t'a préparé une liste par bienveillance. Le pauvre a pris une dose de médicaments qu'il ne tolère pas et t'est reconnaissant de ton aide. Il ne te fait plus l'amour parce que le mélange de l'alcool et des médicaments a fini par lui altérer sa libido. Tu deviens sa mère, sa sœur, son infirmière mais certainement pas la femme épanouie et aimée à sa juste valeur. Une fois de plus, prends la fuite et ne te retourne pas car crois-moi, le danger vient de sa capacité à te culpabiliser et à te rendre responsable de ses malheurs.

Les femmes déchues

Les exemples de femmes déchues sont une des résultantes de la crise économique, sociale et culturelle que connaît notre pays. Selon les chiffres du Secours Catholique depuis 2008, les femmes seules sont les plus touchées par la pauvreté, ce qui représente six femmes sur dix fréquentant cette noble institution. Soit 54% de la population qui sollicite le secours catholique.

Fragilisées par l'absence d'un conjoint, un tiers des femmes refait sa vie alors que la moitié des hommes se remet en couple. Elles sont également plus exposées à la précarité de l'emploi. Voilà les profils de femmes que j'ai croisées sur mon chemin, bafouées, brisées, humiliées, abandonnées, écorchées, pétrifiés, désabusées, piétinées avec ou sans enfants. J'ai découvert à travers tous ces visages, l'ignominie, la perfidie faite homme sans scrupule, le même qui sévit sur toutes les victimes qui croisent leur route.

Toutes rescapées constamment en reconstruction, les femmes déchues errent désormais l'âme en peine pour non plus vivre mais survivre.

Quand le conte de fée se transforme en horrible cauchemar. Une renaissance s'impose pour peu que la foi soit toujours là.

CHAPITRE III
HISTOIRES DE FEMMES

L'histoire de Caroline

Elle a choisi d'y croire. Voilà quarante ans qu'elle se trimbalait avec une expérience en béton armé. Elle savait en grandissant et en devenant femme qu'elle rencontrerait un homme, avec un peu de chance, aurait des enfants, une belle maison, un chien… C'était clair net et précis.

Avant, elle avait un peu galéré surtout à la fin de son adolescence dans les années 80.

Elle était tombée folle amoureuse et ça lui avait fait mal. Il était beau comme un dieu grec et s'appelait Ric.

Un jour en cours d'espagnol…

– Je te le fais si tu veux ! lui avait-il lancé.

– C'est vrai, tu veux animer ma soirée d'anniversaire !

– Ben ouais ! 18, ça se fête ! Et puis j'ai tout le matos qui va bien et puis ça me fait plaisir !

– Cool jubila Caroline ! Eh Christine, dis à ton frère qu'il s'occupe des spots light !

– Si tu m'invites, je te ramène une bouteille, tenta Igor.

– Moi aussi, et de la bonne, renchérit Pierre !

– Vous voulez que je vous aide ! répliqua la prof d'espagnol, momentanément absentée de la salle de cours.

Elle était euphorique, Ric, c'était le plus beau de tous, le sosie de Richard Gere.

Elle avait réussi à attirer son attention et il lui avait confié avoir deux demi-sœurs métisses comme elle. Ils les adoraient et pour lui, il n'y avait rien de plus beau que le métissage lui avait-il déclaré, achevant son numéro de séduction devant son lot de groupies.

Elle était retournée comme crêpe, ne dormait plus la nuit, cherchait sa présence en cours. Elle l'aidait en espagnol ou dans d'autres matières et il pouvait copier sur elle pendant les interros en toute tranquillité.

Lors de sa soirée d'anniversaire, tout était en place pour une fête super-réussie. Il l'avait embrassée goulûment durant le slow de « Kool and the Gang ». « John vs John » un truc comme ça. C'était le jour de ses dix-huit ans. Ils l'avaient même très bien arrosé avec les bouteilles de ses parents.

Son baiser était si doux et déjà il l'aimait, lui avait-il susurré tendrement à l'oreille. Tu n'es pas comme les autres. Oui c'était tout à fait vrai, elle n'avait absolument rien à voir avec le profil de la princesse. Elle était même l'anti-princesse, la meilleure copine, l'intruse, la mal fagotée et surtout trop bronzée.

Oui, il faut que je vous précise, il existe des princesses basanées, ton caramel à chocolat noir, tout aussi mijaurées et tellement exotiques que les hommes ont dans l'idée de les consommer comme de bonnes grosses parts de gâteaux. C'est quand même incroyable cette manie d'imaginer les métisses plus chaudes que de la braise ! Certains sur sa route, apprirent combien le chocolat pouvait parfois surprendre par son amertume.

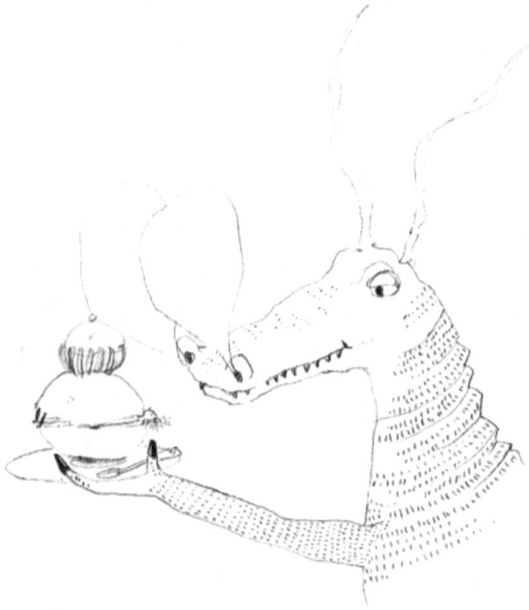

Copyright Ingrid Monchy

Fort de cet aparté, j'en reviens à notre histoire.

Le lendemain,

On sonna à la porte :

– J'y vais, cria-t-elle à ses parents !

– Salut beauté, je viens récupérer le matos et t'emmener faire un petit tour à moto, ça te dit ?

– Super ! Un tour en Kawasaki 500, ça ne se refusait pas.

– Attends ! Je demande à maman regardant « les chiffres et les lettres »

Ric se penchant pour saluer ses parents,

– Bonjour, M'sieur, Dame !

– C'est qui çui-là ? lança sa mère

– Ben, je t'ai dit maman ! C'est Ric mon boy-friend depuis hier ! Tu sais bien mam, il m'a animé ma soirée d'anniversaire hier !

– Ton quoi ? répéta son père.

– T'inquiète pas papa, il vient chercher ses affaires et on va faire un tour !

– Tu n'iras nulle part ! Et qu'il aille d'abord se faire tailler la tignasse.

– Mais papa, t'as pas le droit de parler comme ça !

– En plus, il a une boucle d'oreille, pas de ça chez moi, c'est compris !

Elle pleura à chaudes larmes,

– Monte dans ta chambre !

– Non ! se rebiffa-t-elle révoltée, je ne monterai plus jamais dans ma chambre, je suis majeure maintenant…

– Oui, M'sieur, elle est majeure et vaccinée depuis hier ! Elle fait ce qu'elle veut, défendit effrontément Ric. Il n'avait pas mesuré le caractère provocateur de ses propos.

Son père, en revanche réagit au quart de tour devant cet affront qui remettait la virginité de sa fille en question !

– P'tit con va, attends, bouge pas !

Excédé, son père l'empoigna et le jeta dehors comme un malpropre. Ric enfourcha sa Kawasaki, laissant derrière lui le grondement d'un moteur en pétard, traînant derrière lui un nuage d'humiliation et de déception qui mettait fin à son conte de fée.

Tout son sang ne fit qu'un tour, ses tempes battaient la chamade et elle eut le vertige…

Son taux d'adrénaline la transforma en une furie. Elle se mit à crier, puis hurla contre ses bourreaux de parents.

– Mais vous n'avez pas honte, vous voulez que je finisse vierge ou quoi !

Je vous préviens, je suis prête à coucher avec le premier venu maintenant que vous avez brisé mon cœur, je vous hais, vous n'êtes plus mes parents…

– Tais-toi ! Caro tu vas trop loin ! Tu ne vois pas que c'est un merdeux ! rétorqua son père.

Tu es en colère là, c'est normal, tu l'oublieras ! Toi tu es ma princesse et on ne touche pas à ma princesse.

– Mais papa, je suis amoureuse pour la première fois de ma vie !

C'est pas toi mon prince, tu ne le seras jamais ! Tu comprends ça ! JAMAIS !

– Lui non plus ma chérie… Tu mérites mieux !

Elle voulut son prince !

De retour au collège, tous les regards étaient braqués sur elle. Tout le monde la dévisagea et Ric ne fut pas là pour l'accueillir comme à l'habitude. Elle s'y attendait…

Toutes ses groupies la fusillèrent du regard. Elle était devenue la paria, la fille du flic fou furieux, celui qui t'attend avec son flingue et te descend devant le pas de sa porte sans que t'aies eu le temps de prononcer le nom de sa fille chérie. Elle était la vierge effarouchée et son prince ne voulait pas d'une intouchable.

Il la fit convoquer par une de ses messagères. Son visage était figé et il s'approcha d'elle d'un air grave. Il la serra fort dans ses bras.

Il l'embrassa sur le front et tourna les talons en décrétant sèchement :

– Nous deux, c'est fini !

Lorsqu'il s'en est allé, elle s'est vidée de toutes ses larmes et plongée subitement dans un état de deuil. Elle venait de perdre un être cher, et déjà son parfum lui manquait, sa voix, son odeur, ses bras, sa présence, ses baisers, sa chaleur…

Elle a commencé à dépérir en silence, lentement, sous le regard amusé de ses admiratrices.

Les jours qui suivirent, elle s'est fait zombie, l'ombre d'elle-même et en le croisant dans les couloirs, il la saluait tout naturellement. Elle était énième princesse. Il les collectionnait, les survolait et elle constata avec effroi n'être ni la première, ni la dernière des zombies. Il les voulait toutes à sa botte, les considérait de près ou de loin et les gardait précieusement sous le coude au cas où. Il les avait vampirisées et les nourrissait de son magnétisme, de son extraordinaire pouvoir de séduction.

Elle fit semblant de l'ignorer et ça fonctionnait. Elle le croisa intentionnellement et il agonisait de son indifférence. Elle se délecta de sa misère car elle lui manquait aussi.

Elle le savait à présent. Ce fut son premier lot de consolation.

Ce fut son premier chagrin d'amour certes, mais pas le dernier. En revanche, elle ne se laisserait plus surprendre par la lâcheté masculine.

Il l'a rappelée, un an après. Il avait appris qu'elle sortait avec un autre type et il voulait savoir si elle l'aimait plus que lui.

Je vous laisse deviner… Non elle ne lui aurait certainement pas fait ce plaisir. Durant toute l'année de terminale, les conquêtes de Ric se multiplièrent et elle eut un mal de chien à admettre qu'elles avaient une longueur d'avance sur elle. Les autres couchaient, elle pas encore. Elle était à la bourre de ce point de vue là et se complaisait.

En fait, il voulait savoir si elle allait s'offrir à son nouveau boy-friend alors qu'il n'avait pas eu ce privilège. Elle lui confirma ce qu'il redoutait le plus alors qu'en réalité, elle l'aimait encore et n'était pas prête à cette aventure. Elle aurait voulu que ce soit lui…

Pendant des années, elle s'aperçut à son grand désarroi qu'elle recherchait toujours un petit bout de lui dans chacun d'eux. Son parfum, la couleur de ses cheveux, sa démarche, une expression, son style, sa façon de parler… Son image est restée ancrée dans son cerveau sans qu'elle ne puisse l'effacer. Les relations amoureuses qui ont suivi, étaient totalement conditionnées par lui. Elles lui ont paru fades, sans odeur, sans saveur…

Un an après sa douloureuse expérience, elle prit la décision de choisir celui qui la dépucellerait en toute impunité. Elle le voulait mûr comme un fruit prêt à tomber de l'arbre, rassurant et donc avec expérience. Quitte à se jeter à l'eau, il lui fallut trouver sa proie. On l'invita à une soirée déguisée et dépitée, elle décida d'y aller. Il y aurait de beaux spécimens et elle n'aurait qu'à tendre la main, lui avait-on assuré. Qu'à cela ne tienne, qu'avait-elle à perdre de plus que son cœur déjà évincé. Elle s'était alors apprêtée, agissant comme une automate programmée pour séduire et obtenir les faveurs d'un bel étalon. Elle enfila son boubou bleu, se maquilla et sa mère lui tressa deux belles nattes. Une couronne argentée agrémentait son front, telle une princesse africaine sortit du bled.

– Non mais maman, je vais juste attraper des mouches comme ça ! déclara-t-elle

– Mais non ma chérie, tu vas voir, tu rencontreras sûrement le prince charmant !

– Mais oui, on fera de beaux enfants et je vous en mettrai un de côté !

– Ce que tu es pessimiste depuis l'autre…

– Oh ! Ne commence pas maman !

– Faudra bien que tu l'oublies celui-là !

– C’est déjà fait maman !

– Menteuse va !

– Bon d’accord, je te le prouverai. Tu verras !

– Enfin, ne te jette pas non plus dans la gueule du loup ma fille !

– Ça aussi, c’est déjà fait maman, je n’ai plus de cœur ! Je suis vide comme un pipeline, dépourvu de sentiments à présent ! Plus personne ne peut m’atteindre !

Enfin croyait-elle…

– Ne dis pas ça ! Et dépêche-toi, Laurence ne va pas tarder…

Lorsqu’elles arrivèrent, la soirée battait son plein, une ambiance pittoresque marquée par un défilé de costumes exotiques dont Superman évidemment, suivi de ses confrères, Zorro, James Bond et tous les super-héros connus y compris Jésus-Christ, son préféré. Les fées, princesses en mal d’amour étaient sur le front. Prêtes à démasquer leur prince et se laissaient kidnapper pour de faux. Les boissons alcoolisées coulaient à flot et certains paraissaient bien éméchés. Elle évolua sur la piste de danse et traversa machinalement la pièce pour reprendre sa discussion avec Shéhérazade, une ex-camarade de la classe de première. Elles évoquèrent leur avenir, en se moquant gentiment des énergumènes qui les entouraient et redoublaient d'imagination pour se faire remarquer.

Puis les interrompit Zorro.

– Bonsoir Sénioritas ! lança-t-il

– Bonsoir, répondirent-elles en chœur !

– Je suis Don Diego de la Vega !

– Oui, oui, on connaît ! s'impatienta Caroline.

– Permettez-moi de vous dire jolie princesse « tam-tam » que vous êtes ravissante !

– Merci !

Il tira sur ses nattes !

– Aïe ! Aïe !

– Mais ce sont tes vrais cheveux, s'étonna-t-il, pas de rajouts !

– Bien sûr que non ! Mais vous êtes très con vous !

– Oh ! Très impolie !

– Bon, je vous laisse ! s'énerva-t-elle vexée, je veux rentrer Laurence !

Puis boudant dans un coin,

– Vraiment désolé ! s'excusa Zorro, regrettant cet acte maladroit, j'ai un peu trop bu ce soir, je ne voulais pas vous être désagréable ! Comment pourrais-je me faire pardonner ? Je vous offre un verre en vous suppliant à genoux ? Demandez-moi tout ce que vous voudrez !

– Non c'est moi, pour vous avoir insulté ! se ressaisit-elle voyant l'aubaine qui se présentait à elle.

– Moi c'est Patrick et toi ?

– Caroline !

– Enchanté Caroline ! Vous pourriez vous excuser à visage découvert au moins, que je découvre le vrai gentleman qui se cache derrière ce masque !

Il enleva son masque, et son visage lui rappela celui de Francis Cabrel. Rien à voir avec celui de Zorro, à part la moustache.

– Il a au moins trente ans se dit-elle ! Exactement ce qu'il lui fallait, songea-t-elle

– Ça te dirait d'aller à la plage avec moi ? J'adore surfer ! Je viendrai te chercher en Porsche.

– Ben, je ne sais pas trop, je dois réviser pour le Bac cette année, c'est un peu dur !

– Justement, ça te changera les idées ! Je te laisse mon numéro, ok ?

– T'es à quel lycée ?

– Je suis à « l'Assomption », à la barrière du Médoc.

– Sans blague, j'ai un appart juste à côté vers Mériadec, je suis opticien et travaille juste à côté, cours de l'Intendance.

– Ah oui et alors ?

– Je viendrai te chercher à 12 h 00 lundi prochain, je t'inviterai à déjeuner chez moi !

– En Porsche devant le lycée ! s'écria-t-elle, mais c'est génial !

– Oui, oui ! ma belle, sois à l'heure surtout !

– Ok, Patrick, à bientôt donc !

Laurence, s'approcha d'elle pour lui proposer de la ramener. Sereine, elle acquiesça, prête pour une nouvelle aventure amoureuse.

Elle raconta à Laurence, la teneur de leurs propos, euphorique de cette rencontre fortuite.

Laurence le connaissait de réputation. Coureur de jupons, il les aimait jeunes et typées.

Surfeur invétéré, son domaine de prédilection se limitait à Lacanau.

– Je me moque qu'il ait un tableau de chasse ! Je ne l'aimerai pas, c'est la seule chose dont je sois sûre !

Je te remercie de m'avoir emmenée Laurence ! À lundi!

Bon week-end !

Lundi, à 12 h 00 tapantes, Zorro est arrivé dans sa Porsche plantée juste devant l'énorme portail du collège en fer forgé. Elle le tenait enfin son chevalier servant prêt à la kidnapper de sa forteresse. Les portes venaient de s'ouvrir laissant s'échapper les externes à l'heure du déjeuner. Accompagnée de ses fidèles camarades, elle franchit le portail du collège pour rejoindre son futur boy-friend.

Il l'embrassa dans la voiture et son baiser ne lui fit aucun effet. Elle se surprit à penser à ceux de Ric dont la saveur ne l'avait pas quittée et qui lui avait fait découvrir l'extase du french kiss.

Elle redoutait d'aller plus loin mais elle décida de poursuivre cette aventure. Un repas commandé chez le traiteur l'attendait et sa gentillesse, son dévouement l'encourageaient à aller plus loin.

De toute façon, c'était lui. Son expérience la tranquillisait et elle avait hâte de passer à l'acte pour en finir. Alors que Madonna chantait « Like a virgin touch for the very first time », se moquant à tue-tête de sa virginité sans le savoir. Cette impression allait bientôt se dissiper et elle rejoignit son amant en sursis.

– Waouh ! J'adore le foie gras, c'est cool, je te remercie Zorro.

– Je suis content que ça te plaise ! Ça mérite bien un petit baiser ma belle !

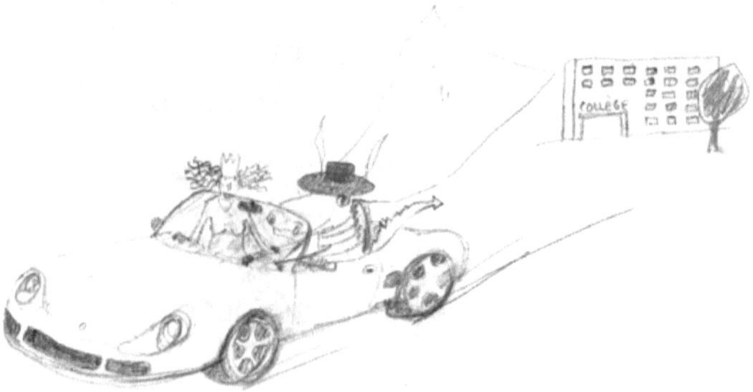

Copyright Ingrid Monchy

– Oui, oui, deux secondes, on déguste et on trinque d'abord ! D'accord ?

– Mmm ! Tout ça a l'air si bon !

Il s'installa face à elle et puis remplit les deux coupes de champagne intentionnellement posées sur la table.

Ils trinquèrent à leurs futurs ébats et rirent de bon cœur de leur complicité naissante et de leur cocasserie. Elle bravait l'interdit et sa mère était loin de se douter de cette escapade amoureuse.

– Tu as déjà fait l'amour interrogea-t-il ?

– Ben non !

– Ah bon s'écria-t-il effrayé de cet aveu inattendu.

– Ah, ça t'embête ?

– Non non ! pas du tout, excuse ma réaction, c'est juste que je ne m'y attendais pas, tu as dix-neuf ans, non ?

– Oui, je sais, j'ai voulu prendre mon temps répondit-elle hébétée. En suivit un silence pesant…

– Finalement, je préfère que tu me raccompagnes ! Je crois que je ne suis pas prête !

– Non, non ne le prends pas mal, et c'est toi qui décideras ! Tu comprends, je ne ferai rien sans ton approbation. Je veux que tu te sentes bien avec moi, c'est tout.

– Je t'emmène à la plage samedi, d'accord ? On a tout notre temps… ok !

Elle le laissa l'embrasser d'un baiser amer et aseptisé. Il avait trouvé les mots justes et rassurants de l'homme mûr qu'il était. Un goût de vécu qui la conforta dans sa décision.

Un prince se dit-elle, d'une infinie gentillesse et tellement de charme. Que pouvait-elle espérer de mieux ? Si ce n'était la promesse de ses tendres caresses et de ses baisers torrides. Elle se demanda s'il était aussi bon amant qu'il y paraissait et réalisa tout à coup qu'elle n'avait aucun élément de comparaison. Comment était-il possible de reconnaître un bon amant d'un mauvais quand on était vierge ? En excluant évidemment les premiers ébats. Il faudrait bien en essayer un deuxième pour le savoir.

Cette alternative la revigora dans la perspective d'une histoire d'amour à venir et peut-être de la rencontre du père de ses enfants.

Perdue dans ses pensées, elle revint à la réalité et joua la carte de la proie facile.

– J'avoue avoir un peu peur, toi, tu as l'expérience, la liberté…

Moi je suis lycéenne et si mes parents soupçonnaient mes occupations à l'heure du déjeuner, je serais consignée vite fait.

– Eh bien, on se retrouvera deux fois par semaine le midi chez moi !

Est-ce que ça te va ?

Il la raccompagna au bahut et ils se promirent de se revoir très rapidement.

Ce fut le cas puisqu'une semaine plus tard les ramena dans la garçonnière.

La table fut mise et le même rituel se produisit, champagne et toasts.

– Oui, pas trop de champagne s'il te plaît, je reprends les cours après et là tu vois je ne suis plus dans mon état normal.

– Ah, ah ! Je vais pouvoir te manger mon enfant s'amusa-t-il.

S'extirpant de la table, elle fit mine de s'échapper en le défiant de l'attraper.

Il la poursuivit dans tout l'appartement en criant et riant de leur infantilisme. Ils se retrouvèrent fatalement dans la chambre.

Il la bascula tendrement sur son lit et la déshabilla entièrement, tout doucement. Il la complimenta sur la douceur de sa peau, ses courbes et sa sensualité.

Elle se laissa faire et capitula sous ses doigts avisés. Sous le feu de l'excitation, il prit possession de son corps et en totale fusion, le plaisir s'empara de lui et lui arracha un cri.

Il lui baisa le front et se retira d'elle, du lit et de la chambre la laissant seule, face à son nouveau statut de vierge fraîchement dépucelée.

Elle se releva hébétée de la rapidité de leur coït. La montagne qu'elle s'était faite autour de cet acte mystérieux venait de s'écrouler.

En se relevant, elle avait constaté la rougeur de son dépucelage et la preuve formelle de son passage à l'état de femme.

Elle le rejoignit dans la salle de bain

– Il faut que j'y aille, là, les cours reprennent dans dix minutes !

– T'inquiète pas ma chérie, je t'emmène en Porsche n'oublie pas !

– Comment te sens-tu, l'interrogea-t-il en lui caressant la joue.

En fait, il se demandait ce qu'elle avait ressenti dans le but de mesurer sa virilité.

– Je vais être franche, je n'aime pas parler de sexe mais je peux te dire que je n'ai pas pris mon pied quand tu as percé mon hymen, j'ai eu un peu mal, confia-t-elle tout naturellement.

– Tu verras ça ira de mieux en mieux et je serai ton professeur désormais.

– D'accord ! Tu m'apprendras des tas de trucs.

– Bien sûr ! Comment découvrir ton corps, les zones érogènes, tu vois ?

– Éro quoi ?

– Non mais faut qu'on y aille là bébé !

Il la raccompagna au collège et la quitta sous un flot de baisers.

Laurence l'attendait dans le couloir principal et la questionna d'entrée de jeu sur leur partie de jambes en l'air. Il lui fallut absolument tous les détails.

– Alors, alors ? s'impatienta-t-elle.

– C'était bizarre ! Comme dans un rêve, quand tu as l'impression que ce n'est pas toi.

– Tu rigoles, je te pince si tu veux !

– Bon ! C'était bien ou pas !

– J'en sais rien, il a été si rapide, j'ai eu mal c'est sûr !

– On verra dans quelques temps.

– Tu verras, tu tomberas amoureuse, il a tout pour lui ce mec !

– Peut-être décréta-t-elle amèrement mais ce n'est pas Ric !

– Je te préviens Caroline, je vais lui dire à cet idiot de Ric ! ça lui fera les pieds !

– Non, non répondit-elle en pleurs, fais pas ça ! Jamais !

– Ok ! Calme-toi… Chut…

Elle essuya ses larmes et elles rentrèrent en cours.

Elle revit son amant selon le rituel, leurs rendez-vous étaient programmés chaque semaine mais s'estompèrent peu à peu. Elle s'exécutait tel un petit soldat bien formé.

Elle ne ressentait rien de cette chaleur ventrale que seul Ric lui avait déclenchée. Elle s'efforçait d'aimer son nouvel amant si persévérant et déterminé à lui donner l'extase qui fait crier. Rien n'y faisait, et malgré quelques sensations au détour de ses assauts, une culpabilité sournoise l'envahissait. Elle dut se rendre à l'évidence de cette mascarade et de cet homme qui à ses yeux n'était pas le prince charmant. Elle était passée à côté de Ric et l'avait laissé s'échapper sans rien faire. Elle devrait vivre avec ce fardeau toute sa vie. Cette erreur conditionna le restant de sa vie amoureuse.

Elle décida de rompre avec Zorro en le remerciant de sa patience et de sa persévérance.

Elle apprit plus tard qu'elle avait fait partie d'un tableau de chasse impressionnant et que parmi toutes ses maîtresses, elle avait été sa favorite. Elle avait été la seule qu'il avait aimée parce qu'elle n'avait rien attendu de lui, même pas l'amour. Il garda le poème qu'elle lui avait écrit en cadeau de rupture.

L'histoire d'Alexandra

Un jour, Alexandra, jeune femme de trente ans, célibataire et extrêmement sexy, s'ennuyait devant une série télé du samedi soir, sans espoir. Elle dégustait voluptueusement son esquimau du bout de la langue. Soudain, quelques idées coquines la traversèrent. Elle esquissa un sourire de ce fantasme sournois, indécemment apparu en ce moment de cocooning intensif. Quelle était cette sensation étrange qui embrasait ses sens et tourmentait son esprit si bien préparé à une soirée paisible. Elle se cambra dans le sofa telle une chatte s'étirant d'une longue sieste, lâcha un soupir de détresse et rejeta sa longue crinière blonde en arrière.

Elle se redressa et se dirigea dans la salle de bain. Une douche froide ne lui ferait pas de mal croyait-elle. Il faut dire que cette nuit-là était particulièrement chaude et rien n'y faisait. C'était l'été 2006. Ni la glace, ni la douche ne l'apaisèrent. Il lui fallut admettre que sa période de chasteté venait de s'achever et elle décida de prendre la route en quête d'un beau mâle.

Elle n'était pas contre l'idée de rencontrer l'homme de sa vie mais avait mis un bémol depuis sa dernière rupture d'avec Paul. Un doux rêveur qui voulait un enfant d'elle mais refusait de rentrer dans une vie de routine. Il voulait vivre séparé de la future mère de son enfant avant même la naissance du bébé qui n'avait d'ailleurs pas encore été conçu.

Alexandra s'était évertuée à comprendre sa vision de la vie et avait commencé à proposer la solution de chacun chez soi mais même immeuble, même étage, même cage d'escalier. Elle s'était faite à l'idée d'un quasi-père. Elle s'était résignée face à cette mission impossible de trouver un homme prêt à franchir le pas.

Celui-là était bien disposé à lui faire un enfant en l'épaulant de temps en temps. Elle était à l'époque complètement obnubilée par son horloge biologique en état d'alerte. Comme si elle clignotait en plein rendement et ne s'arrêterait que lorsqu'elle serait enceinte. En attendant, elle avait Paul sous la main et comptait bien le convaincre pour le rôle du père à plein-temps. Elle avait acheté en pharmacie, une douzaine de tests de grossesse, mais aussi des lubrifiants, des aphrodisiaques… sans oublier la lingerie fine dans sa boutique préférée. Il lui fallait toute l'artillerie de guerre pour amorcer l'enfant.

Elle avait tchatté avec Paul pendant des semaines sur un site de rencontres.

Tous deux avaient complété leur profil en précisant leurs objectifs, se marier, avoir un enfant bien évidemment en étant amoureux, pas sérieux s'abstenir. Ils avaient échangé leurs vœux, leurs idées, leurs rires, leurs déceptions, leurs espoirs enfin et s'étaient mis d'accord pour se retrouver au plus vite dans un café sur Paris, à une heure convenable. Il la reconnaîtrait à son foulard bleu ciel et ses cheveux blonds, longs. Il avait appris par cœur ses mensurations et n'aurait pas de mal à la reconnaître. Lui serait en t-shirt, jean en cet après-midi du 15 août 2005, d'environ 1,85 m, son regard bleu nuit, ses cheveux bruns ébouriffés ne pourraient la laisser indifférente. À cette époque, elle vivait sobrement, plus de sorties, excepté au cinéma ; plus d'alcool, plus de viande, plus de surgelés, de boissons gazeuses, plutôt du bio, légumes et fruits frais. Un petit resto-cops, boulot, dodo… Elle se préservait pour sa future vie de mère inconditionnelle, d'épouse exemplaire, de la vraie vie qui l'attendait et pour laquelle, elle avait été préparée.

– Bonjour Alexandra ! l'avait-il accostée.

– Bonjour Paul ! Tu m'as reconnue alors ! lui répondit-elle gênée.

– Parmi cent, je t'aurais reconnue ! Je t'offre un verre ? Café ?

– Oui, je veux bien merci !

Ils s'installèrent face à face.

– Je suis heureux de te voir, j'avais hâte de te voir, tu me plais tellement !

– Qu’est-ce je vous sers ? interrompit le barman

– Un diabolo menthe pour moi !

– Et vous Monsieur ?

– Un coca zéro ! Svp.

Puis reprit la conversation

– Vraiment ? On ne se connaît pas encore pourtant.

– Je comprends ton scepticisme mais j’ai déjà l’impression de te connaître.

– Par exemple, tu aimes tout ce qui est bio, tu aimes lire, voyager et j’ai réfléchi…

– Ah bon ! Ah quoi ?

– Je te propose si tu décides que je te plais aussi, un week-end au bord de la mer tous les deux « Le Mont St-Michel, tu connais ?!

– Déjà, tu ne perds pas de temps toi ! Je ne sais pas, il faut que je réfléchisse là, ça va trop vite non ?

– Écoute, je sais, c’est fou mais je ne veux pas te perdre Alex, je le sens, c’est toi que j’attendais. Je suis complètement flippé là mais je ne veux pas avoir à me reprocher d’être passé à côté de toi. Je suis tombé sur des cas avant tu sais ! Et toi tu es si belle, douce, attentive, attentionnée, indépendante et positive…

– Non mais, ça va ! Ce n'est pas une question de vie ou de mort non plus ! partit-elle à rire.

Il rit avec elle.

– Bon, trinquons à notre rencontre !

– On pourra se revoir, mais on ne s'emballe pas, ok ? menaça-t-elle. Je préfère prendre mon temps et être sûre cette fois. C'est le père de mon enfant que je cherche, tu comprends, c'est du sérieux…

– Ne t'inquiète pas, je saurai me montrer patient.

Tel un chevalier servant, il se fit docile et servile et il avait réussi à la convaincre. Il commença par l'inonder de compliments, de fleurs, de services aussi. Spécialiste en SOS dépannage en tout genre. Il était toujours là au bon moment, du psy au prêtre en passant par le frère, l'ami, et enfin l'amant. Il avait su se rendre indispensable à coups de marteau, de tournevis, de pinceau, et enfin à coups de reins.

Ce premier week-end en amoureux révéla un avenir prometteur, ils s'étaient déclaré mutuellement leur flamme.

Oui mais voilà, le conte s'essouffla avant de se transformer en un abominable malentendu puisqu'il ne voulait pas d'un environnement familial classique. Non il voulait sa liberté tout en étant mari et père. Il voulait être père à temps partiel.

À partir de ce moment-là, elle avait décidé de vivre sa vie sexuelle comme elle l'entendait sans tabou, au gré de ses humeurs de ses rencontres et de ses instincts.

Il était vingt-trois heures lorsqu'elle quitta son appartement à la recherche de l'étalon qui saurait calmer ses ardeurs. À cette heure-ci, la discothèque était le lieu de rencontre le plus probable où un vivier de corps affûtés et suintants serait à sa portée de main.

Elle enfilait sa robe noire lambada, échancrée, et laissant paraître sa poitrine voluptueuse et érectile en ce début de nuit d'été. Elle lui épousait parfaitement les formes et savait ne laisser aucune chance à celui qui l'approcherait d'un peu trop près au détour d'une danse tribale, ou langoureuse. Telle une chasseresse, son regard chercha à travers la salle la proie docile qui partagerait sa couche.

Malgré les lumières tamisées, une silhouette attira son attention.

Un grand blond, excessivement bronzé sous les spots light se déhanchait sur la piste, se balançant au gré du rythme, les yeux plongés dans le vague, grisé par le son de cette musique.

Après un verre de whisky-coca pour se donner du courage et poursuivre sa contemplation, elle se faufila au milieu des autres chattes en chaleur qui l'entouraient comme pour le retenir prisonnier en l'attendant. Elle pénétra dans le cercle devant lui, se déhancha face à lui.

– Bonsoir, lança-t-elle ?

– Bonsoir ! répondit-il timidement

– Moi c'est Alex ! Bonne ambiance ce soir non ?

– C'est la première fois que je viens ici ! Je vis dans le Sud, Avignon !

(Cool, c'est pas un de ces habitués. C'est pour ça qu'elles sont toutes autour de lui comme des mouches, se dit-elle)

– Moi, je vis dans le coin ! Puis se laissa captiver par un « gogo dancer » haut perché se trémoussant sur une table.

C'est dommage se dit-elle !

– Bon, excusez-moi lança-t-elle à sa proie, j'ai vu quelqu'un que je connais plus loin !

– OK, à plus tard, au fait moi, c'est Richard ! J'aime beaucoup votre robe !

– À plus tard Richard !

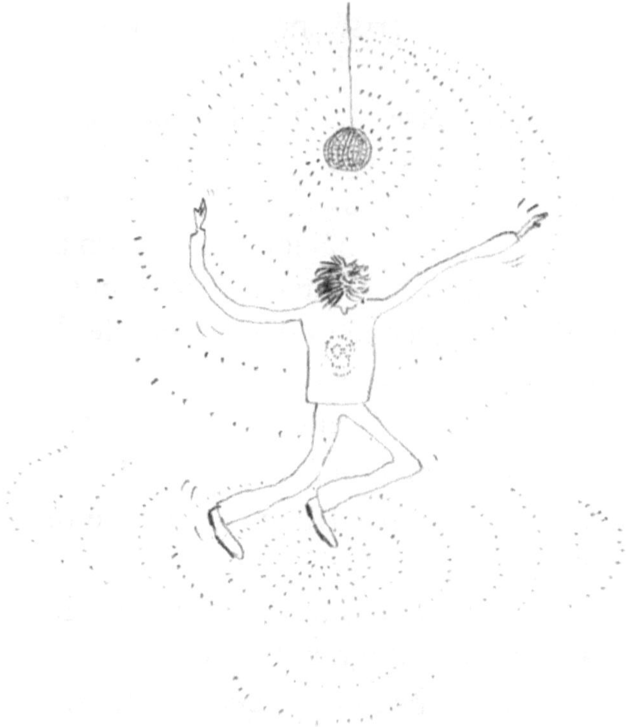

Copyright Ingrid Monchy

Le gogo-dancer descendu de son piédestal se trouva face à elle. Il l'empoigna, puis lui enveloppa la taille et l'entraîna pour un « vas-y Francky, c'est bon… ».

Il lui expliquait déjà qu'il lui faisait ce qu'elle voulait, quand elle voulait. Il faisait l'amour comme personne et que si elle voulait vérifier, elle pouvait demander à la moitié de ses conquêtes ici présentes.

Elle sourit et jeta un œil par-dessus son épaule pour repérer une de ses victimes. Elle en aperçut une, un verre à la main en train de les observer amèrement. Elle se mit à rire et à lui confirmer qu'il devait être un bon coup.

– Non, lui répondit-elle, tu risques de me briser le cœur !

– Viens, je t'assure, tu m'as trop excité là, j'habite à côté !

– Une autre fois, le rassura-t-elle et lui déposa un baiser sur la joue.

– Ok, fillette, t'es trop belle toi, tu sais !

Puis retourna au bar. Ah, Richard y était aussi, accompagné d'une bombe black qui le dévorait des yeux et lui souriait déjà offerte.

Elle s'interposa.

– Ah, t'étais là, je te cherchais depuis tout à l'heure !

– Vraiment, je te présente Mélisse !

– Non ! rétorqua la belle en question, ne me présente pas Brad Pitt… ça me saoule, je me tire !

Ils échangèrent tous deux un sourire complice, puis trinquèrent à cette soirée prometteuse

– Tu viens souvent ici Alex ?

– Non, mentit-elle ! De temps en temps et tu fais quoi dans la vie ?

– Je suis commercial itinérant dans le prêt-à-porter plutôt luxe,

– Et tu montes souvent sur Paris ?

– Non, mais la semaine prochaine, j'ai un show-room au country show de Versailles,

– C'est un super-salon avec des animations, expo pêche, chasse, nature…

– Et tu repars quand là, ce soir ou demain, rien ne presse !

– Marié ? Enfants ? Divorcé ? En instance… coupa-t-elle ?

– Non, non enfin, juste séparé mais n'en parlons pas !

– Je vois…

– Et toi ?

– Libre comme l'air et prête à m'éclater ce soir… Viens, on danse !

Il se laissa entraîner sur la piste de dance. Il la saisit dans ses bras et sentit cette chair fraîche et sensuelle sous ses doigts impatients. Il embrassa sa nuque chaude et chercha sa bouche pulpeuse qu'il mordilla avant d'enrouler langoureusement sa langue autour de la sienne. Elle se sentit à présent électrisée par cet inconnu qui l'enlaçait tendrement au milieu de danseurs déchaînés. Leurs deux corps s'embrasaient à force de se toucher. Au petit matin, leur désir eut raison d'eux et ils s'empressèrent de trouver un hôtel dans les parages. Elle pouvait le suivre l'esprit tranquille ayant toujours dans son sac à main quelques préservatifs.

Une fois dans leur chambre, Richard attrapa sa partenaire, la plaqua contre le mur, souleva sa robe et caressa le haut de sa cuisse avant de lui retirer violemment son string. Elle obtint ce qu'elle était venue chercher ce soir là. Elle éprouva beaucoup de plaisir sous les doigts avisés et la ferveur de cet amant de passage. Elle pensait que l'ivresse d'un soir suffirait à l'apaiser. Mais lorsque la communion est si belle, croyez-vous qu'il soit possible de renoncer à la revivre une nouvelle fois ? Non, je ne le crois pas.

Il lui donna plusieurs orgasmes ce matin-là et la libéra. Il accepta de la déposer sur le parking de la discothèque afin de récupérer sa voiture et ils échangèrent leurs numéros de portable.

– C'était très bon ! lui déclara-t-elle tout doucement.

– Pour moi aussi lui assura-t-il ! J'ai envie de te revoir !

– On s'appelle OK ?

– OK ! fais attention à toi !

Il la serra dans ses bras une dernière fois avant de la laisser partir.

Elle regagna son appart, encore imprégnée de son odeur… Étourdie et repue de plaisir, elle se coucha, recroquevillée dans son lit et s'endormit un sourire au bord des lèvres.

Il appela en fin de journée pour prendre de ses nouvelles. Elle s'était réveillée une heure avant son appel et avait pris sa douche et déjà pensait à cette belle rencontre, cette escapade nocturne transformée en relation amoureuse possible.

– Comment vas-tu ? Je n'ai pas arrêté de penser à toi depuis ce matin… Que m'as-tu fait ? Serais-tu fée ou sorcière ?

– Les deux ! Je suis celle que tu voudras, muse ou enchanteresse, je suis prête à t'ensorceler et rendre tes nuits blanches…

– Waouh ! Mais dis-moi, je ne sais presque rien de toi ! Que fais-tu dans la vie ?

– Je suis assistante de direction et à mes heures perdues, je dessine.

– Tu me montreras tes œuvres ?

– Oui, oui mais tu reviens quand au juste ?

– Mardi prochain ! Plus que trois jours avant de se revoir.

– Oui mais après ! Écoute je sais pas trop si j'ai envie d'une histoire comme ça !

– Je comprends, disons que, on pourrait vivre au jour le jour pour commencer ! Je te plais non ?

– Oui beaucoup !

– Toi aussi énormément ! Bon je te laisse bébé, take care !

– À demain !

– À demain !

Elle le revit une fois, deux fois, trois fois…

Il devait quitter sa femme qu'il n'aimait soi-disant plus depuis des lustres.

Il ne la quitta pas. Il préféra naviguer en eaux troubles. Pas de comptes à rendre. Dans leurs ébats, il promettait monts et merveilles et de ne jamais la quitter. Il pouvait s'éclipser quelques semaines et puis revenait amoureux, le cœur léger, des promesses plein la bouche. Elle l'avait cru parce qu'il revenait toujours, lui avait donné tant de plaisir, tant d'espoir…

La vie lui paraissait moins longue et même si elle savait au fond d'elle-même que cette histoire était sans issue. Elle se consolait de savoir qu'elle profitait de sa liberté lorsqu'il n'était pas là. Elle n'avait pas de comptes à rendre et c'était peut-être là le secret de la vie amoureuse qu'elle recherchait.

L'histoire d'Emma

Emma, cocufiée de la tête aux pieds, n'avait jamais assez travaillé d'après son ex qui n'assumait plus ses devoirs patriarcaux et s'était consolé auprès d'une femme de dix ans son aîné, indépendante, et sans enfant.

Emma avait trouvé un travail purement alimentaire et déplorait de n'avoir jamais travaillé avec une maîtrise en langues étrangères appliquées. Elle s'était résignée à sa vie de mère au foyer et se confortait à penser que les fruits de ses amours valaient bien quelques sacrifices.

Oui mais voilà, il fallait à présent subvenir aux besoins des enfants, gérer les blessures, la cassure, tout en travaillant et prospectant les organismes sociaux pour obtenir des aides financières.

Le prince charmant s'était défilé pour vivre sa vie de prince sans les emmerdements.

Un prince charmant bénéficie du droit d'absentéisme à répétition caractérisée. Il peut reconnaître ou non sa progéniture, décider d'en changer et même de privilégier celle des autres. Il peut ne pas verser la pension alimentaire en toute légalité s'il se débrouille bien ou renier ses propres enfants. Il vous oublie en moins de temps qu'il ne faut pour passer à autre chose, pendant que son ex-princesse se débat tel un poisson au bout de la ligne.

Au cœur de la guerre, l'ex-princesse a troqué sa garde-robe contre une armure qu'elle a enfilée pour combattre une armée de créanciers. Elle s'est laissée séduire par la perspective d'une vie meilleure, de vacances au soleil, de jeux de « Nintendo » et de « Play Station 3 » pour les enfants. Il fallait étouffer ce chagrin dans lequel, les enfants étaient plongés. Il fallait apaiser leurs esprits leur redonner confiance, les rassurer pour ne pas sombrer. Leur père avait disparu du jour au lendemain pour une vieille narcissique. Alors un matin en passant rue de Rennes devant sa boutique préférée, elle s'est arrêtée, hypnotisée par cette robe aux imprimés fleuris qui la happait depuis des semaines. Le vendeur la reconnut tout de suite feignant d'accueillir une très bonne cliente.

– Bonjour chère Madame, lança-t-il comme s'il la connaissait depuis toujours.

– Vous avez bon goût, c'est ma plus belle vente, vous savez, elle vous irait à ravir !

– Je peux l'essayer, s'empressa aussitôt Emma, taille 38 ou 40 !

– Voyons c'est l'un ou l'autre ! Je dirai à vue de nez, 38.

– Elle s'engouffra dans la cabine et ressortit quinze minutes plus tard le paquet à la main.

Elle s'était sentie soulagée, et cette sensation ne l'avait pas quittée durant une semaine.

C'était une incroyable découverte, apaiser en quelques achats tous les manques, frustrations inassouvies depuis le divorce. Vint le tour des enfants.

Romuald, pour ses dix ans avait demandé une Nintendo, avec au moins deux jeux en version « émeraude ou rubis ». Elle ne comprenait rien à ces nouveaux codes infantiles si ce n'était qu'ils représentaient le minimum vital pour un enfant de cet âge-là. Tous drogués aux jeux vidéo, il n'était pas question de voir le sien déroger à la règle. Elle voulait le meilleur, dans une société où même dans la précarité, tout le monde désirait posséder sa Nintendo.

Elle travaillait assez dur pour s'offrir de temps en temps un petit plaisir pour elle ou pour ses enfants.

Elle travaillait comme assistante dans un holding et endurait comme il arrive souvent dans certaines grosses entreprises le phénomène de harcèlement moral. Dénigrée par son supérieur hiérarchique qui en réalité la trouvait à son goût sans pouvoir en profiter.

Elle le provoquait quotidiennement de sa féminité. Il ne pouvait tolérer cet affront et le cran de ne pas céder lui était intolérable. Il la persécutait en lui faisant refaire systématiquement deux ou trois fois le même travail en corrigeant des erreurs inventées de toutes pièces.

Emma se réfugiait de temps en temps dans les toilettes non pas pour le petit besoin mais pour évacuer sa colère. Elle se mordait l'avant-bras ou s'automutilait et tentait d'étouffer ses pleurs. Ensuite, elle restait un bon quart d'heure pour reprendre figure humaine puis se remaquillait. Tout le monde lui trouvait bonne mine avec ce nouveau maquillage.

– Waouh ! lui criait, Élodie la nouvelle stagiaire, que tu es jolie ! Pas étonnant que Larquet te tourne autour !

– Ah bon, tu t'en es rendu compte ? Tu n'es là que depuis une semaine !

– Mais tout le monde sait ma grande ! Tu devrais pas te laisser traiter comme ça !

– J'ai pas le choix, j'ai trois gosses, toute seule… et…

– Stop ! Stop ! Stop ! Le bureau des pleurs c'est pas pour moi mais, cet enfoiré mérite de crever la bouche ouverte !

– Mais dis donc, rit-elle tu vas pas rester longtemps là avec de tels propos ! Fais attention quand même !

– Écoute, de là où je viens, on ne s'encombre pas de scrupules ou de faux prétextes. C'est vrai, ça passe ou ça casse mais tu gardes toujours la tête haute ! Tu comprends ça !

– Je ne suis pas prête encore à contre-attaquer mais je crois que tu viens de me donner le déclic que j'attendais ! Alors Merci !

– Si tu as besoin de parler, je suis là ma grande !

– Au fait, c'est moi la grande, c'est vrai ça, dix ans en de plus quand même et compte sur moi aussi !

Ce jour-là, Emma avait décidé de prendre les choses en main et d'adresser un courrier à son oppresseur, copie inspection du travail, justificatifs à l'appui.

Elle envoya sa lettre de démission forcée pour cause de harcèlement moral.

Elle avait disparu quinze jours plus tard en plantant son patron, sans aucune autre explication.

Après tout, il n'avait qu'à aller au diable, elle méritait bien mieux que ça.

Elle trouva un autre travail rapidement sachant parler trois langues dont l'anglais couramment.

En sortant du travail, elle savait devoir revenir sur le lieu du crime d'achat à commettre.

Voilà pourquoi elle était rentrée dans cette boutique où tous les jours le mannequin affichait un sourire moqueur et provocateur. Elle avait décidé alors de le défier, était rentrée pour essayer la robe indécemment exhibée et hop, en un clin d'œil elle l'avait achetée.

Que fallait-il faire ? Ne pas céder à la tentation. Soit, mais cette montagne de privations, de frustrations contre laquelle il fallait lutter chaque jour. Ce trop-plein avait eu raison de son self-control et elle dut lâcher un peu de pression pour se revigorer.

Désormais isolée de la société de consommation, elle s'était tournée vers les sociétés de crédits très à l'écoute devant sa détresse. Les prêteurs lui avaient tendu les bras comme des étaux et avaient preuve de compassion factice.

Peu importait, ils lui accordaient la trêve dont elle avait besoin au milieu de cette désolation affective et financière. Voilà comment Emma s'était retrouvée sur le banc des accusées de surendettement.

Un désert affectif s'était ouvert devant elle et cette sécheresse finit par avoir raison de son cœur. Desséchée et brisée, vacillant sous le poids de sa vie, absorbée, aspirée par la cruelle réalité, l'amour ne fut plus qu'un lointain souvenir, le prince charmant aussi.

L'histoire d'Irène

Elle était jeune, belle, créative, pleine de générosité. Elle avait grandi dans une famille bourgeoise de la province bordelaise. Entre St Émilion et Bordeaux au beau milieu de vignobles où elle attendait chaque année la saison des vendanges.

Elle aimait par-dessus tout le contact avec la nature, cette grande famille de viticoles qui l'avait recueillie petite fille. Elle aimait sentir se dérober sous ses doigts cette terre empreinte de graves, ce mélange de limons composés d'argile, de sable, de galets provenant des Pyrénées depuis l'ère tertiaire.

Elle voulait consacrer toute sa vie à cette terre qui avait fait la renommée des plus grands crus bordelais, des côtes de Blaye en passant par les Médoc, Haut Médoc, les Graves et enfin St Émilion. Elle savait bien pourquoi, elle se sentait de plus en plus proche de cette terre qui l'avait menée à Jean-Christophe, châtelain de son état, futur héritier d'une grande lignée de sommeliers.

Jean-Christophe, imprégné de la culture du vin bordelais, transmise de père en fils depuis des générations était captivé par cette créature exquise qui n'avait d'yeux que pour lui.

Tous les vendredis, il se rendait au château et immanquablement descendait dans les caves faire goûter les vins aux touristes de passage.

Elle était là, sa douce et le guettait les yeux rivés sur le portail, impatiente d'apercevoir dans l'allée poussiéreuse la Kangoo bleue.

Son klaxon intempestif annonçait son arrivée rocambolesque :

– Bonjour ma douce ! criait-il par la fenêtre de sa voiture.

Comment vas-tu en cette belle journée de vendange ?

– Bien, bien ! bredouilla-t-elle dans son émoi et ajouta.

Bien mieux à présent ! Oui bien mieux !

Sortant de la voiture.

– Un baiser ? renchérit-il, certain d'être comblé.

Puis s'exécutant, Irène se laissait étreindre avant de lui proposer un café.

– Ah ! se réjouit-il ! Que c'est bon de commencer la journée dans les bras de sa dulcinée.

– Allons prendre un café Jean-Christophe, nous pourrons discuter !

– Discuter ! reprit-il, de si bon matin ! Dieu du ciel ma chérie, un nuage traverserait-il ce beau front plissé ?

Ah les femmes ! soupira-t-il ?

Irène savait que c'était le bon moment pour lui confier ses attentes, ses espoirs. Et puis surtout, ils ne se voyaient pas assez et elle était étonnée de voir qu'il n'en demandait pas plus. Une ombre planait sur leur couple et il fallait absolument éclaircir la situation.

Il l'aimait, prétendait-il, mais ne se présentait jamais avant le vendredi fatidique.

Il fallait qu'elle sache à présent, ce qu'elle pouvait espérer ou non.

Son cœur battait la chamade mais elle ne se défilerait pas cette fois. Elle voulait en avoir le cœur net. Elle s'était confessée au curé de la paroisse et s'était lavée du péché de désir charnel qui parfois la hantait.

Elle avait trouvé du réconfort dans sa foi qui apaisait sa solitude quotidienne. Elle était partagée entre l'amour de Dieu et l'amour qu'elle éprouvait pour Jean-Christophe.

Ils se retrouvèrent autour la table de la cuisine.

– Mmm, qu'il est bon ce café ! Bravo ma douce !

Tu es si belle ! Je songeais à te sortir samedi prochain. Qu'en dis-tu ?

– Oh ! J'en serais ravie ! Mais…

– Ravie ? lança-t-il dubitatif.

– Oui, c'est-à-dire que le père Thierry, voulait que je l'aide à préparer la messe du dimanche et au château le samedi après-midi, je ne pourrais m'y rendre qu'en fin d'après-midi.

– Encore ce maudit curé ! explosa-t-il.

– Je t'en prie Jean-Christophe, ne sois pas fâché. Je vais essayer de lui expliquer, il comprendra !

– Justement ! Sa bonne humeur était retombée, parlons-en !

– C'est vrai que nous nous voyons seulement une fois par semaine et je me demande euh… murmura-t-elle.

– Moi, non ! je ne peux plus… Tu es tout le temps fourrée à l'église ! Je me demande bien ce que tu y fabriques ?

– Je vais prier, tous les jours ! Je me sens bien et en paix. J'en ai besoin !

– Et moi coupa-t-il ? Tu as pensé à nous, notre avenir ? Excédé.

– Bien sûr ! s'agenouilla-t-elle devant lui, compatissante, je sais, je sais…

Tu sais, je lutte et suis prise entre deux feux… Je n'y peux rien !

– Tu te rends compte de ce que tu me fais ? Après avoir réussi à convaincre ma mère qui avait d'ailleurs fini par accepter notre amour et notre différence sociale.

Il pleurait, anéanti, ses larmes coulaient le long de sa joue.

Impuissante, elle s'était laissée attraper contre lui.

Elle lui caressait les cheveux, l'embrassait et lui susurrait à l'oreille.

– Calme-toi !

Chut ! Calme-toi…

Elle ne voulait pas lui briser le cœur et avait mûrement réfléchi au bonheur auquel elle allait renoncer. Elle avait conscience de ne pouvoir se résoudre à renoncer à sa foi.

Elle s'était petit à petit éloignée de lui. Sa solitude l'avait conduite sur la route de Dieu qui occupait toutes ses pensées. Son esprit ne pouvait se détacher de Jésus-Christ lui expliqua-t-elle !

Il la dévisageait à présent, la scrutait comme une étrangère et puis la repoussa violemment.

– Tu es en train de me dire que tu préfères Dieu ? Jésus-Christ ? Tu veux vraiment rentrer dans les ordres ! Toi, bonne sœur ? Ah ! Laisse-moi rire, je te connais, tu es chaude comme de la braise même si malheureusement je n'en ai pas beaucoup profité !

– Arrête Jean-Christophe la douleur t'égare ! Ce n'est pas toi là !

– Tiens, releva-t-il, tu sais que lui et moi avons les mêmes initiales JC.

– Mon Dieu ! s'exclama-t-elle ! c'est vrai ça ! C'est pas vrai Jean-Christophe, Jésus-Christ c'est pas vrai ! répéta-t-elle abasourdie !

– Je ne peux pas me mesurer à lui, lui casser la gueule à ce fumier !

– Tu perds la tête Jean-Christophe ! Je te demande pardon ! Ne blasphème pas s'il te plaît ! Je prierai pour toi, pour ton âme et ton chagrin.

Je suis sûre maintenant, j'ai fait le bon choix !

La morale de cette histoire est que même si tu avais, par bonheur, la chance de tomber sur le prince charmant, tu trouverais une excuse pour le fuir.

L'inconscient féminin est à ce point compliqué qu'il est capable de nier l'évidence.

Le bonheur à portée de main ne suffit pas car la route qui conduit au prince charmant est obligatoirement semée d'embûches. Du moins pour la plupart d'entre nous. C'est bien toute la complexité de l'amour. La difficulté de reconnaître la bonne personne au bon moment traduit finalement la peur d'aimer ou d'être aimé.

Il est plus facile de chercher le prétexte qui libérera ta conscience et te fera penser que tu as fait le bon choix.

Seulement voilà, le bon ou mauvais choix se vérifie très vite puisque ton bonheur en dépend.

L'amour est dans le don de soi, dans l'acceptation du risque, le risque de perdre l'être cher.

L'amour est dans la résistance, la résistance à l'usure du temps.

L'amour est un défi quotidien, un perpétuel renoncement, renoncement à ta liberté.

L'amour est peut-être bien Jésus-Christ et Jésus-Christ est-il pour autant le prince charmant ?

Je pense que s'il existe, nous devrions reconnaître un peu de Jésus-Christ en lui.

Si tel n'est pas le cas, fuyons…

Je peux vous raconter l'histoire d'Éloïse qui à la suite de son divorce collectionnait les hommes parce qu'elle considérait qu'il en fallait plusieurs pour atteindre la perfection.

Je ne vous parlerai pas de Samira, qui après avoir échappé aux coups de son ex-mari, errait d'appart en squat à l'affût d'un foyer accueillant et bien chaud. Elle partageait au gré de ses rencontres une couche de fortune en attendant le nid douillet définitif. Ses cris persans, cauchemardesques réveillaient au beau milieu de la nuit ses compagnons temporaires qui au bout d'une semaine, ne manquaient pas de la mettre dehors.

Je te veux si tu me veux,
Je te veux plus mais toi tu me veux,
Tu ne me veux plus et je te veux toujours,
Bref, cours après moi que je t'attrape…

Sans amour, sans prince charmant à tes côtés. Au bout du chemin, c'est une vie remplie de vide…

CHAPITRE IV
ANTHOLOGIE DE L'ANTI-PRINCESSE

J'ai connu des femmes suicidaires, névrosées, dépressives, déprimées, angoissées…

Saviez-vous que l'hystérie est le propre de la femme car issue du mot latin utérus ? Un homme ne peut être hystérique.

Saviez-vous qu'aucun homme ne peut être victime de spasmophilie ? Symptôme psychologique d'angoisse extrême.

Saviez-vous que seules femmes et enfants sont victimes de viol ? Que la pédophilie est quasi inexistante chez la femme ? Saviez-vous qu'une femme meurt tous les trois jours en France de violence conjugale ? Saviez-vous qu'il est rare pour une femme d'oublier son enfant dans une voiture ? En effet, il ne s'agirait pas d'un accident mais plutôt d'un acte délibéré comme les mères tueuses capable de congeler leurs bébés.

Il y aurait une théorie qui expliquerait cette défaillance maternelle. Avons-nous réellement envie de l'entendre ? Alors que cette abomination aussi inexplicable soit-elle s'apparente aux crimes guerre.

Pour en revenir au péché originel dans l'ancien testament, Ève est la mère de Caïn et Abel… La malédiction divine se serait abattue sur ces femmes et les aurait poursuivies jusqu'à l'accomplissement de leur crime…

Du statut d'empoisonneuse comme la très célèbre Violette Nozière qui par une mise en scène avait assassiné ses propres parents. Sans oublier le profil de l'usurpatrice, ou de la traîtresse comme Mata Hari 1876-1917, courtisane espionne, il semblerait que certaines criminelles n'ont reculé devant rien au fil des siècles. Terroristes en puissance, mères ou épouses, conscientes ou non, elles ont persévéré dans la criminalité au point de maltraiter leurs propres enfants.

Je me suis demandé quelle pouvait être la motivation de ces actes crapuleux, immondes, l'argent ? la jalousie ? la haine ? le pouvoir ? l'amour… si la perfidie de leurs actes étaient au nom de l'amour, dussions-nous en être plus tolérants ou plus compatissants ? Faut-il accepter de détruire la symbolique construite au fil des siècles ? L'enfantement dans la douleur suffirait-il à laver tous ces crimes insensés de la main d'une femme ? Que faudrait-il faire pour racheter toutes ces âmes impures et cruelles ? Sacrifier des enfants, des vies ! Tout le paradoxe des horreurs commises par les femmes réside dans le fait qu'elles sont le ventre du monde, l'apologie de la beauté, l'essence de la vie.

Il est des crimes contre l'humanité impardonnables au même titre que les bourreaux nazis retrouvés et condamnés.

Malheureusement, certains princes sont tombés entre les griffes de ces destructrices de vie. Des types bien, victimes de ces femmes sans scrupules, fatales et cruelles.

Il existe des princesses d'une rare cruauté que l'on appelle sorcières. Elles sévissent compulsivement et de manière névrotique. Elles opèrent toujours de la même façon comme les « serial-killers » car en proie à une folie meurtrière ou vengeresse, elles ne trouvent de répit que dans la persécution.

Il faut que les princes payent pour leur souffrance. Un manque d'amour obsessionnel qui les transforme peu à peu en monstres. Est-ce par défense ou par goût prononcé pour la perversité ?

Un jeu de manipulation et de cruauté dont elles seules, maîtrisent les règles ? Nul ne peut-y répondre. Nous vivons dans un monde de dominants, dominés.

Une étude a démontré que la vie était plus douce pour les belles personnes. Elles étaient mieux considérées et dans la société, on leur accordait une clémence particulière. Si vous êtes dans la normalité, on prête moins attention à vous.

Vous seriez comme translucide au regard d'une société qui vous considérerait comme un numéro. Numéro administratif de ceci ou de cela, numéro pair ou impair qui fait de vous un sujet de consommation, un sujet d'exploitation, un sujet de rentabilité non négligeable, un sujet de conversation, un sujet tout court mais qui subit jusqu'à la fin de ses jours la loi de la numérologie.

Et puis par un concours de circonstances, tout à coup vous défrayez la chronique et devenez ce héros, cette héroïne des temps modernes. Vous avez fait une bonne action, alors vous devenez cet être exceptionnel que vous avez toujours rêvé d'être. En revanche, si vous avez basculé du mauvais côté, le côté sombre, en plus d'être insignifiante au regard d'une société qui ne vous avait jamais remarquée, vous devenez tout simplement un monstre.

Il s'avère par de mauvais concours de circonstances numérologiques, Messieurs les princes, que vous pouvez tomber sur la fatidique femme qui détruira votre vie.

Je vais vous décrire quelques signes avant-coureurs qui je l'espère vous éviteront de tomber dans leur piège.

La femme fatale n'aime pas s'encombrer de bons sentiments puisqu'elle en est totalement dépourvue. Ce qui l'intéresse est le meilleur bénéfice qu'elle pourrait tirer de votre relation. N'essayez pas de l'apitoyer sur votre sort ou de tomber dans l'émotion.

Non, le factuel est pour elle une valeur sûre puisqu'elle peut en mesurer les conséquences directes sur sa vie. Tout ce qui pourrait empiéter sur son territoire, sa liberté, serait immédiatement banni. Inutile d'imaginer les enfants qu'elle pourrait vous donner car si tant est qu'elle vous donne quelque chose, le prix à payer pourrait être celui de votre vie. Vos problèmes seraient considérés comme nuisibles à son bien-être. Elle préfère une vie fluide plutôt que des rebondissements. Pas de surprises car cela pourrait contrecarrer ses plans. Ils ne sont pas très ambitieux mais exigeants car ce qui lui importe est de tout contrôler. N'allez pas croire qu'elle vous témoignerait une quelconque compassion ou vous apporterait le soutien mérité. Le seul mérite qu'elle vous accorderait, serait celui de vous ruiner au sens propre et figuré pour combler ses moindres désirs. Une fois votre énergie pompée et totalement à sa merci, elle vous larguerait comme un pauvre kleenex et passerait au suivant sans aucun remords.

Vous voilà averti et un homme averti…

Si toutefois, vous étiez persévérant et croyiez au grand amour peut-être arriveriez-vous par amour à apprivoiser ce spécimen destructeur !

Dans ce cas uniquement, vous atteindriez le statut de prince charmant !

Alors bon courage à tous !

Le sort des Princesses et des Princes au cinéma

J'ai beaucoup plus souvent rencontré des femmes en mal d'amour que des femmes heureuses en amour et épanouies. Des combattantes de l'amour avec au programme, jeux de séduction, mise en scène digne des plus grands films gorgés d'héroïsme féminin et surtout d'érotisme accru avec un soupçon de « mélodramatico » navrant.

Dans la série des films qui m'ont extirpé des larmes, bon nombre de chefs-d'œuvre me viennent à l'esprit.

Je ne vais pas tous les citer mais « Love Story » d'Arthur Miller 1961 où la princesse malade meurt, « West Side Story » 1971, (un remake de Roméo Juliette) de Jérôme Robbins et Robert Wise, comédie musicale latino-américaine d'un autre temps mais mémorable dans sa singularité sur fond de querelle de gangs. Tout le monde se souvient de « Maria, Maria, Maria »…. « I want to live in America ».

Il est question de règlement de comptes où le prince meurt. Faut-il que je vous cite « Out of Africa » de Sydney Pollack 1985 avec Meryl Streep et Robert Redford. Un amour tout en retenue, entre deux êtres mâtures évoluant dans un paysage somptueux d'Afrique. Je salue au passage l'interprétation exceptionnelle des acteurs.

Je ferai l'impasse sur Roméo et Juliette dont la fin tragique a fait de leur couple, le mythe que l'on connaît. Plus récemment « Titanic » 1997, un film de James Cameron, avec Kate Winslet, Leonardo Di Caprio, énorme succès cinématographique pour le réalisme de ce terrible naufrage sur fond d'amour impossible. Brookeback Montain de Ang Lee en 2005, une passion amoureuse entre deux cow-boys.

Que résulte-t-il de tout cela ? Un point commun qui relie toutes ces histoires les unes aux autres. Avez-vous remarqué le côté romanesque morbide ou macabre de tous ces chefs d'œuvre ?

Eh oui ! nous y voilà ! Faut-il systématiquement des amours déchus, des fins tragiques pour sublimer l'éternité de ces love stories contrariées. Faut-il sacrifier l'une ou l'autre des âmes aimantes, dévorées par le chagrin ? Faut-il supprimer une quelconque union entre le Prince et la Princesse pour continuer de fantasmer sur ces amours impossibles ? Tant de questions qui resteront sans réponse. Je vous laisse juger l'avenir de nos Princes et Princesses à travers quelques petites anecdotes inspirées de faits réels ou non. Le privilège de l'écrivain reste quand même sa liberté d'expression et sa part d'imagination. Fiction ou réalité, la frontière est de toute façon bien mince.

Les Princes refoulés

Il existe une catégorie d'hommes qui ne peuvent pas être considérés comme des princes charmants.

Ce sont les princes refoulés, laissés pour compte.

Pour les « hétéroforçenésexuels » ce sont par exemple les homosexuels puisqu'ils ne leur font pas concurrence sauf les bisexuels.

Dans les contes de fées, cela pourrait être les meilleurs amis des princes charmants.

Pour les définir ou pourrait les appeler :

Les « trop » et les « pas assez ».

Dans la catégorie des trop.

Trop radins, trop joueurs, trop égoïstes, trop narcissiques, trop lâches, trop sûrs d'eux, trop faignants, trop ringards, trop sales, si, si, ça existe, trop brutes, trop cons…

Dans la catégorie pas assez.

Pas assez beaux naturellement, pas assez riches, si, si ! ne faites pas semblant d'occulter ce critère de choix, pas assez classes, pas assez généreux, pas assez mâtures, pas assez responsables, pas assez tendres, euh pas assez charmants en somme !

Pas assez Prince quoi !

Dans les « trop » contradictoires :

Trop choux, trop mignons, trop sexy, trop sympas, trop pas assez cool !

Les fausses Princesses :

Trop compliquées, trop vénales, trop grosses, trop maigres, trop petites, trop grandes, trop romantiques, trop chiantes, trop enceintes, trop superstitieuses, trop maquillées, trop vulgaires…

Pas assez généreuses, pas assez de seins, pas assez sexy, pas assez cultivées, pas assez intelligentes.

Dans les « trop » contradictoires :

Trop canons, trop sympas, trop tops.

Pas assez bonnes, pas assez de seins, pas assez sexy…

Si les deux sexes venaient à se rencontrer, la magie pourrait opérer et transformer ces deux antithèses en vrai conte de fée.

C'est le mystère de l'amour.

CHAPITRE V
LES FEMMES DU XXe SIECLE

Le 20e siècle est celui de la femme. Un siècle d'accomplissement qui a commencé par la femme de l'après-guerre 1918 quittant l'agriculture pour l'industrialisation. Ensuite, entre deux guerres, elle poursuit ses combats en passant par de nombreuses étapes dont l'accès au droit de vote en 1945. Entre 1945 et 1960 le combat se poursuit pour le droit à l'éducation et le droit de ne pas concevoir avec la pilule jusqu'à l'I.V.G en 1975 par Simone VEIL, aujourd'hui une figure emblématique de cette immense avancée qui a fait de nous des femmes libres.

Une liberté que nous payons aujourd'hui bien cher car celles d'entre nous qui ont eu la chance de faire des études, certes, ont à charge leur famille mais n'en sont pas moins esseulées, abandonnées dans une société devenue matriarcale.

Je n'aborderai pas le contexte religieux qui dicte de manière encore plus marquée le rôle de la femme dans un monde totalement contradictoire.

Après avoir lu « le livre noir de la condition des femmes » co-écrit par Christine Ockrent, on est beaucoup plus réaliste sur l'égalité des sexes, des droits, et des chances entre les hommes et les femmes dans ce bas-monde.

Bien sûr, l'éducation, l'instruction en permettent l'accès, encore faudrait-il en Afrique ou en Asie par exemple que ce soit le cas. Sans parler des animaux parfois mieux traités que certaines femmes dans le monde. En Occident, les femmes sont émancipées, libres et sont politiquement représentées tout du moins au minimum ! Alors me direz-vous où est-donc la parité hommes-femmes votée en 2000 ? Dans les salaires ? Les tâches familiales ou ménagères ? Je cherche encore…

Calmez les esprits, ce sont des pratiques courantes des classes politiques pour endormir la population échaudée.

À défaut de parité notamment le nombre de députés femmes au parlement, nous pouvons nous réjouir de la diversité en politique depuis Nicolas Sarkozy. À moins que ce soit une de ces stratégies politiques de camouflage ?

Un long chemin reste encore à parcourir de ce point de vue là si l'on constate quelques faits bien marquants comme par exemple le congé maternité de Rachida Dati en six jours chrono. Si ça continue, nous nous verrons accoucher directement sur notre lieu de travail pour gagner du temps et faire gagner de l'argent à nos chers employeurs.

Bénéficierait-on d'une prime dans ces cas-là ?

Pour rappel des faits, les actions du mouvement féministe ont été bénéfiques pour les femmes qui ont pu s'épanouir au travail, au sein du couple dans leur sexualité.

Dans une société patriarcale, quel rôle a-t-on attribué au prince charmant ? Qu'attend-il de sa princesse ? Mais alors, à quoi le reconnaît-on ?

Est-il encore possible de rencontrer et surtout de se faire aimer de notre hypothétique prince charmant ? Après la guerre des kilos, au boulot, du stress, d'un corps rescapé voire meurtri après deux grossesses ou trois, dont deux épisiotomies sans péridurale, une césarienne avec complication, sans parler des forceps.

Bon me direz-vous j'exagère ! Peut-être, sans doute même. Mesdames, une bonne fois pour toutes, vous êtes héroïques pour ça et on ne vous le dit pas assez. Croyez-vous réellement que les temps aient changé ?

Pourquoi ne rappelle-t-on pas davantage au programme des collèges le rôle des femmes dans l'Histoire française ?

Les femmes les plus marquantes, dignes du devoir de mémoire collective restent notamment Simone Veil, Margaret Thatcher, femme politique britannique, Indira Gandhi, Lady Di, sœur Teresa…

Ensuite il est intéressant de constater que certaines ont permis de dépasser l'image emblématique représentant la République, la Paix, la mère. En revanche, la femme-objet continue de hanter nos télévisions et de sévir sur internet desservant un siècle de lutte pour notre émancipation et le rôle-clé de la femme dans l'Histoire.

Simone De Beauvoir publia « Le Deuxième Sexe » en 1949 et déclencha un véritable scandale en dénonçant une société machiste, mettant systématiquement la femme en position d'infériorité. Qui dit mieux au XXIe siècle ?

Évidemment, Mère Teresa, Prix Nobel de La Paix en 1979 pour avoir consacré sa vie aux pauvres de Calcutta. Dans la même lignée, sœur Emmanuelle qui vécut cent ans et agit en faveur de la charité humaine aux plus démunis.

Françoise Dolto, pionnière dans la psychanalyse infantile. Elle a contribué à reconnaître l'enfant très jeune comme une personne en vue de son épanouissement ; la physicienne Marie Curie reçut le prix Nobel Physique en 1903 pour ses travaux sur la radioactivité et en 1911 pour ses travaux en chimie.

En littérature, Marguerite Duras 1914-1996 pour son œuvre littéraire inspirée d'une enfance en Indochine, ses frasques politiques et tragédies de sa propre vie. Sa renommée s'est construite sur une œuvre multiple entre littérature, sur les adaptations cinématographiques qui en ont découlé comme celle de « L'amant » publié en 1984 et adapté au cinéma en 1992 par Jean-Jacques Annaud.

Virginia Woolf, romancière anglaise féministe 1882-1941 reconnue pour son approche innovante des récits narratifs.

Ensuite viennent les actrices comme Marylin Monroe ou Élisabeth Taylor, Jeanne Moreau, née en 1928, première femme élue à l'Académie des Beaux-Arts de l'Institut de France en 2000.

Chanteuses les plus marquantes comme l'inoubliable Édith Piaf, Dalida, pour les plus françaises et Madonna qui ne tarit pas de talent encore aujourd'hui. Je pourrais vous en citer bien d'autres et pas des moindres. La démarche est de ne pas oublier celles qui ont reçu les récompenses suprêmes et qui ont apporté une dimension nouvelle à la postérité.

Les Princesses sacrifiées :

Comment ne pas penser à Lady Di 1961-1997, et à sa fin tragique qui a tant marqué nos esprits.

Une des princesses anglaises les plus célèbres du monde, qui était aimée du monde entier à travers laquelle nous nous sommes toutes reconnues. Oui, elle a su révéler l'âme princière qui habite chacune d'entre nous. La promesse d'un conte de fée enfin palpable. D'un amour irréel et accessible. Diana, la princesse amoureuse d'un prince tout droit sorti d'un roman. Nous ne sommes plus dans la fiction mais bel et bien dans la triste réalité d'une vie brisée. Le conte avait pourtant bien commencé et nous étions toutes prêtes à gober cette mascarade. Un conte monté de toutes pièces avec des rebondissements, trahisons et désespoirs. Un conte ou un cauchemar qui a dépassé la réalité avec pour message le goût du malheur.

Malheur à celles qui croient au Prince ! Un sort qu'un bon nombre d'entre nous connaît bien !

La presse tueuse de rêves

À en croire certains magazines people, un des couples féeriques de notre temps serait celui de Brad Pitt et Angelina Jolie. Il nous serait difficile de prétendre le contraire et c'est bien là tout le pouvoir de la presse people de nous conditionner à coup de scoops et d'images intempestives. Assaillis de photos visuellement attractives ou malsaines ou carrément glauques, nous voilà sous-informés.

Nous pourrions laisser libre cours à notre imagination et vouloir continuer de nourrir la part de rêve dont nous sommes privés.

Après tout, n'y aurait-il pas des personnes ordinaires faisant des choses extraordinaires mais totalement inconnues. Des tas de gens adoptent des enfants sans que l'on en fasse tout un « patacaisse ». Tous les jours dans le monde, des gens sauvent et consacrent leurs vies à d'autres, viennent au secours de personnes miséreuses, soignent des personnes malades. Des personnes anonymes agissent ainsi dans l'ombre sans faire de bruit. N'est-ce pas essentiel ? Ils ne demandent rien, n'attendent rien, veulent juste se rendre utiles, apporter un peu de chaleur humaine dans un monde de plus en plus individualiste. Ils veulent tout simplement rendre ce que la vie leur a donné de meilleur. N'est-ce pas la vraie « Peopolité ». Faut-il accepter de nous déshumaniser et faire de nous des moutons de Panurge ?

Faut-il nous perdre dans cette désinformation toxique indigne de l'espèce humaine ?

A-t-on réellement besoin d'imaginer les détails scabreux, de captures d'images sordides, de ces bribes de vie volées pour se sentir exister ? Non ! Une bonne fois pour toutes, Non !

Laissons les princes et leurs princesses écumer leurs jours et affronter leurs démons comme nous les affrontons nous-mêmes.

En cela nous sommes semblables car la vie n'épargne personne.

Serions-nous plus heureux ou moins heureux de constater la souffrance et le désespoir sur papier glacé ?

Nous réjouissons-nous de leur malheur ou de leur bonheur ? Je ne crois pas ! Et pourtant qui d'entre nous en fait ses choux gras ? Ce n'est ni vous ni moi !

La morale de tout cela est quand même l'effroyable conséquence sur certaines vies qui s'en trouvent brisées. Sans parler des mises en scènes montées de toutes pièces, de plus en plus sensationnelles afin de satisfaire la dépendance voyeuriste de l'acheteur potentiel. Le pire est non seulement cette ascension continuelle dans la médiocrité pour un public en mal de sensations fortes.

De moins en moins de place aux rêves au bénéfice d'une réalité souvent tronquée.

N'êtes-vous pas dépités de cette débâcle de propos avilissants ? De ce déballage inutile et infâme ? Et au fond, n'est-ce pas le désir inconscient de remédier à une existence ennuyeuse ?

N'êtes-vous pas fatigués de cette nullité grandissante qui fait naître ces titres accrocheurs et insipides ou de l'absurdité de certains faits, de situations, de personnages bidons qui détruisent nos rêves de contes de fée.

Avez-vous conscience de la puissance destructrice des mots ou des images que vous achetez ? Oui bien sûr, car ce serait encore pire de penser que vous l'ignorez. C'est le business ! Tout s'achète et tout se vend.

C’est l’air du temps, l’émotion au prix fort !

L'HISTOIRE D'ALICE EN QUÊTE DU PRINCE CHARMANT

Thriller psychologique

ACTE I

Scène 1 – Rencontre avec Alexia

Alice avait rencontré son premier prince charmant dans sa jeunesse. Elle avait jeté son dévolu sur un homme qu'elle avait décidé de séduire en une nuit. Elle mit au point un plan machiavélique pour y parvenir.

Ils s'étaient rencontrés lors d'une rave-party à Mozinor, une ancienne usine désaffectée où se déroulaient des soirées chaudes ou homos et hétéros se côtoyaient et dansaient sans retenue dans des tenues peu orthodoxes mais de circonstances. On y venait pour gober des ecstasys ou acides à gogo.

Alice arrivait de sa Provence natale et ne connaissait rien de la vie trépidante parisienne. Le soir de sa rencontre, elle avait accompagné son amie hôtesse de l'air Alexia. Alexia aimait par-dessus tout planer même au sol. Il lui fallait sa dose d'éclate avant de repartir sur son prochain long courrier en direction du Brésil.

– Ce que tu peux être coincée lui avait-elle lancé un soir dans son appart feutré de la rue St Claude !

Alice, avait aussitôt répliqué :

– Non ! C'est pas vrai ! Je n'aime pas sortir seule, c'est tout !

– Ah oui ? s'était énervée Alexia ! Ça fait quinze fois que je te relance ! D'ailleurs, c'était ta dernière chance là tu vois !

Puis elle tira une taffe sur son pétard ! T'en veux ?

– Non merci ! Je ne fume pas !

– Ah ouais ? Et tu fais quoi de sympa ?

– J'aime bien courir, faire la cuisine, je lis beaucoup aussi ! J'adore ! Je suis un peu timide alors ça m'aide tu comprends !

– Ah ouais ! Que des trucs chiants quoi ! Puis dans un souffle !

– Bon mais t'es à Paris, là ma chérie, réveille-toi, t'es plus au bled ! T'as vu tes fringues ! On dirait ma grand-mère ! Et le maquillage ! Une horreur ! C'est « Halloween » !

Bref, faut que je m'occupe de ton look en premier parce que je peux pas te sortir comme ça ma belle !

– Ah bon mais pas trop voyant s'il te plaît !

– T'inquiète ! T'as vu tes petites cuisses de grenouille, elles méritent d'être vues quand même !

T'as des seins trop petits et avec tes sweats, on pourrait croire que t'es un mec ! Heureusement, t'as de beaux cheveux !

Le secret d'Alice

Alexia, jeune femme de vingt ans, rousse et fière de l'être, peau délicatement parsemée de tâches de rousseur n'hésitait pas à mettre tous ses attributs en valeur alors qu'Alice s'évertuait à cacher ses formes sous des vêtements amples et neutres.

Continuellement insatisfaite d'un physique plutôt longiligne mais gracieux, Alice préférait occulter ce corps décevant. Elle avait fait des études de médecine et s'était retrouvée confrontée au monde des hommes. Principale cible lors d'un bizutage, elle avait été contrainte de se déshabiller dans un cimetière en pleine nuit et de danser au beau milieu des tombes. Ensuite, on la pria d'enterrer ses vêtements dans un endroit stratégique et celui qui trouverait ses vêtements passerait la nuit avec elle. Le problème est que le bizutage s'était terminé par un viol à dix. Ils l'avaient bâillonnée puis ligotée et prise de force sur une tombe.

La pauvre ne s'en était jamais complètement remise et suivait depuis plus de cinq ans une thérapie pour réparer le mal. Personne ne devait découvrir son secret et Alexia ne soupçonnait pas son calvaire. Elle n'avait eu aucun rapport sexuel avant et encore moins après. Elle se terrait dans son appartement de la place des Vosges, prêté par sa grand-mère Annie qui vivait à Paris. Elle avait fini par abandonner ses études de médecine, succomber à une névrose qui lui avait déclenché des tas de tocs. Elle avait trouvé une place d'assistante dentaire qui lui convenait parfaitement. Sa patronne avait installé son cabinet dentaire du côté d'Opéra et le trajet était court jusqu'à son appartement.

Elle préférait le vélo au métro. Moins de vis-à-vis. Moins de risques. Elle redoutait une mauvaise rencontre le soir. Elle ne sortait donc pas. Elle faisait ses courses chez Ali qui lui accordait à titre exceptionnel un crédit. À deux pas de chez elle, Elle évitait une fois de plus le bain de foule. Elle ne supportait pas le contact épidermique et se mettait à trembler dès qu'on l'approchait d'un peu trop près. Elle n'avait rien dit à sa mère qui vivait seule à Avignon et n'aurait pas supporté un malheur supplémentaire après la mort accidentelle de son mari. Elle voulait la protéger sachant que son petit frère Victor vivait encore à ses côtés. Elle vivait recluse avec ses angoisses, ses tocs, son immense chagrin qu'elle refusait de partager excepté avec son psy. Heureusement qu'il était là, celui-là. Elle avait trouvé auprès de lui un peu de réconfort. Avait déversé toutes les larmes de son corps dans son cabinet et était restée des heures à contempler le plafond. Elle s'était parfois endormie au simple ronronnement de sa voix. Épuisée d'une lutte sans merci contre elle-même, la vue de son corps insupportable, les voix qui hantaient ses nuits cauchemardesques. Après deux années de thérapie, il lui avait redonné le sourire. Cette figure amicale était devenue son seul repère. Une raison de se battre et de se regarder de nouveau en face. Elle pouvait tout lui dire. Il pouvait tout entendre et le secret professionnel le tenait au silence. Elle avait crié de désespoir et s'était évanouie de douleur une fois, puis s'était réveillée dans ses bras.

Ange Darmon était son psy et l'avait réconciliée avec elle-même avant de la réconcilier avec les hommes.

« Lui est différent » avait-elle pensé. Ce n'est pas un homme comme les autres car il soigne les maux du cœur. C'est un Prince ! Oui, il sauve des âmes ! Elle décida de tenter de le connaître mieux et l'avait épié. Il habitait rue St Claude même étage qu'Alexia qui était sa voisine de palier.

Alice s'était débrouillée pour sympathiser avec elle en la suivant dans une de ses boutiques fétiches. Elle feignit d'avoir besoin d'aide ayant fraîchement débarqué de Provence et Alexia était aussitôt tombée dans son piège.

Au bout de trois, quatre dîners en tête à tête, Alexia s'était prise au jeu du professeur en mal d'élève à instruire. Elle décida de la prendre en main.

– Écoute, je suis en congés pour une semaine. On pourrait faire du shopping dès demain suivi d'une séance de relooking par Gino un ami du Marais. Tu verras, il est formidable, cultivé, un goût sûr. Il ne coiffe pas, il te façonne un nouveau visage !

C'est génial. Une petite couleur acajou mettrait tes yeux bleus en valeur !

– Qu'en penses-tu ?

– Oui Super ! avait aussitôt répondu Alice, ravie que l'on s'occupe d'elle.

– Ton style reste garçon manqué quand même ! Ce doit être ta personnalité ! Dis-moi t'es pas lesbiche au moins ?

– Non, non ! Je suis juste un peu perdue en ce moment !

– Ah bon ! Un chagrin d'amour ? Vas-y raconte questionna Alexia ! Prête à tout entendre.

– Je préfère rester discrète pour l'instant ! Excuse-moi Alexia, puis elle éclata en sanglots.

– Ben alors ma biche ! Ça devait être une sacrée histoire dis donc ! Je suis là moi ! T'inquiète pas ! Les hommes, il n'y en a pas un pour rattraper l'autre !

Elle n'insista pas et se contenta de l'emmener comme prévu le lendemain pour un tour de shopping intensif.

Elle lui accorda une journée entière et la choya comme sa propre sœur. Il faut dire qu'Alexia était fille unique et n'avait pas connu la joie de la fratrie. Peu importait, elle se prenait d'affection pour sa petite âme perdue et cela lui faisait du bien. Elle oublia sa solitude chronique, ses déboires affectifs, son boulot éreintant. Elle n'avait personne à qui penser, ou à qui rendre visite. Sa mère l'avait abandonnée à l'âge de deux ans et elle avait été adoptée par une famille sans enfants. Ils l'avaient éduquée, lui avaient donné tout l'amour dont ils étaient capables. Lorsqu'à l'âge de vingt ans, elle avait réussi le concours d'hôtesse de l'air, elle les avait quittés sans se retourner. Ils lui avaient appris dès son plus jeune âge à être indépendante et s'étaient préparés à son départ soudain.

Elle était retournée de temps en temps les voir mais ayant un âge avancé, ils étaient décédés à trois mois d'intervalle. Sa mère adoptive n'avait pas supporté son veuvage impromptu. Alors, Alexia s'était jetée à corps perdu dans une vie nocturne et festive, entourée d'inconnus qui l'admiraient, la désiraient, la convoitaient et lui rappelaient combien elle était vivante.

Alexia agonisait à l'idée de se retrouver entre quatre murs, face à elle-même.

À présent, elle avait recueilli sa petite protégée et se faisait un devoir de lui apporter son aide. Au fond, il n'y avait pas de hasard avait-elle pensé. L'air serein, elle avait décidé de prendre soin d'Alice comme elle ne l'avait jamais fait, mieux que d'elle-même et de sa propre mère dont elle s'était occupé des mois durant avant sa mort.

– Écoute ma chérie ! lui avait déclaré sa mère adoptive avant de mourir. Ne reste pas seule, on n'est pas faite pour ça. Eux ont leur travail et nous les enfants !

C'est long une vie ! Il faut bien la remplir. Ce n'est pas en courant après tous les lièvres que tu vas la remplir ta vie ! bien au contraire, tu vas te perdre si tu continues. Il faut que tu trouves ton prince, tu comprends ?

Elle avait répondu machinalement.

– Ou ma princesse, maman !

Sa mère n'avait pas prêté attention à ses mots, absorbée par l'idée de rejoindre son prince qui l'attendait de l'autre côté du tunnel.

– Regarde ton père et moi soixante ans de mariage !

– C'est trop beau, maman ! Moi je ne vivrai pas aussi longtemps que toi !

– Mais si ma chérie, je prierai pour toi là-haut !

Elle avait fermé les yeux en signe d'approbation et l'avait embrassée sur le front.

– Elle avait rendu son dernier souffle après la promesse faite.

Alexia avait promis à sa mère mourante de ne pas rester seule, d'avoir des enfants…

Perdue dans ses pensées, elle retrouva ses esprits. Alice, indécise, faisait les cent pas dans les rayons d'une boutique dans laquelle elles avaient pénétré.

– Dis-moi Alice ! Crois-tu au prince charmant, demanda Alexia ?

– Non, c'est tous de gros porcs ! et c'est tout !

– Chut, crie pas si fort, t'es folle ou quoi !

– Ben quoi, tu connais un homme toi, capable de rendre une femme heureuse ?

– Oui, reprit Alexia, mon père mais il est mort !

– Ah nous y voilà, Oedipe, j'ai donné aussi s'énerva-t-elle !

– Tu m'as l'air sacrément remontée, dis-moi !

Alexia la découvrait sous un nouveau jour. Elle la connaissait timide, peu sûre d'elle, hésitante et soudainement, ferme, effrontée quelque peu agressive.

Alice avait enfin trouvé un petit top sympa, pailleté, violet, à porter avec un jean.

– Comment tu trouves ? lui demanda-t-elle ? Essaye on verra !

– Dès qu'on parle des mecs, tu sors tes griffes ma belle !

– Non, mais j'en ai pas connu des tonnes non plus ! Le peu que j'ai connu, c'étaient des porcs ?

– Pas tous quand même ! J'en ai connu des sympas pas toi ?

– Si si ! Mais je recherche la perle rare tu vois !

– Madame joue les difficiles !

– Excuse-moi mais les connards sont toujours dispos et les types bien, mariés ou tout comme !

– Je ne sais pas, à vrai dire, je ne sais pas ce que j'attends d'un homme, tu comprends ! tant que je n'ai pas trouvé ça, je m'amuse et c'est tout !

– Moi, je ne joue pas et je n'ai pas que ça à faire !

– Hou la la ! Ne t'énerve pas comme ça !

– Je ne m'énerve pas ! se ressaisit-elle, un peu décontenancée ! C'est juste que celui qui voudrait me détruire le serait avant même d'y avoir pensé !

– Waouh ! Tu me fais peur là !

– Je me fais peur aussi parfois !

– Et pour changer de sujet, comment me trouves-tu comme nana ?

– Super !

– C'est tout ! Non mais si t'étais un mec, tu me draguerais ?

– Oui, je crois ! Mais je ne suis pas un mec et j'ai quelqu'un en tête.

– Ah bon ?

– Ouais !

– Bon, si tu essayais celui-là aussi ! Alexia lui tendit un petit haut rouge et noir.

Après quelques essayages, elles reprirent le chemin de la rue St Claude, satisfaites de leurs achats.

Scène 2 – La révélation

Alexia regardait sa rescapée, intriguée de son mystérieux amoureux et désormais méfiante de son curieux comportement. Ces débordements dans la boutique lui paraissaient suspicieux et elle voulait en savoir davantage sur son passé. Elle en avait lâché trop ou pas assez et elle sentait à présent un lourd secret peser sur sa protégée. En quelques mots, un doute planait sur sa fragilité et sur une personnalité plus complexe qu'il n'y paraissait. Elle était capable de susciter aussi bien un désir de protection qu'une inquiétude suspecte. Que pouvait-elle bien cacher ? Elle réfléchit au meilleur moyen qui lui permettrait de la percer à jour. Je vais la sortir ce soir songea-t-elle. Je vais la relooker et l'emmener avec moi en boîte. Mais oui, c'est ça, si je la mettais dans un environnement qu'elle ne connaît pas, elle pourrait perdre le contrôle et se dévoiler.

Alice scrutait son hôte du coin de l'œil en sirotant son café. Elle voyait bien l'expression d'inquiétude sur son visage et en était satisfaite. Elle pensait avoir bien mené son jeu et n'allait pas tarder à obtenir de sa proie la mission pour laquelle elle l'avait choisie.

Sa paranoïa se confirmait et ni rien ni personne ne l'arrêterait.

– Veux-tu un café ma belle Alexia ?

– Oh, non merci c'est sympa, pour les deux d'ailleurs ! Rougissant, elle précisa, enfin, je veux dire pour le compliment !

– Tu sais lui déclara Alice, je vais te faire une confidence que je n'ai jamais dite à personne ! C'est vrai tu es si gentille avec moi, je ne sais pas très bien ce que j'aurais fait sans toi !

– Vraiment !

– Vraiment ! Bon voilà ! Je suis tombée amoureuse de mon psy !

– Ah bon ! t'as un psy toi ?! demanda Alexia étonnée de cet aveu

– Eh oui ! Qui n'en a pas de nos jours ?

– Ça c'est vrai ! Et il le sait ?

– Non, Non ! Pas du tout ! Justement je voudrais que tu m'aides toi qui as l'expérience de la séduction !

– C'est marrant, j'ai un voisin adorable qui est psy ! L'ennui avec eux, c'est que t'as toujours l'impression d'être analysée dans les moindres détails ! On a l'impression que tous nos faits et gestes trahissent notre vraie nature ! Bref, celui-là est particulièrement attentionné et d'une extrême gentillesse !

– Je pense qu'il doit l'être en effet ! Enfin, je veux dire comme tous les psys ! bafouilla-t-elle !

– Mais est-il efficace au moins ?

– Oui ! Cela fait deux ans qu'il me suit ! Et je vais beaucoup mieux !

Alexia n'osa pas aller plus loin en la questionnant et se garda de l'interroger sur les raisons de sa thérapie.

– Je voudrais me marier avec lui et avoir des enfants ! reprit Alice, comme tout le monde quoi !

– Mais tu n'es pas comme les autres !

– Comment ça ? s'inquiéta Alice

– Je trouve qu'il y a des incohérences dans tes propos parfois ! J'avoue je ne sais que penser à ton sujet ! Tu as l'air fragile et tout d'un coup, déterminée, menaçante. Je crois que j'ai besoin de te connaître un peu mieux, tu comprends !

– Je comprends ! Tu te méfies parce que je suis en thérapie ?

– Nous avons tous une croix à porter et je trouve très courageux de l'avouer et surtout de l'avoir fait ! Après tout, l'essentiel est que tu ailles mieux !

– Je ne sais pas si j'aurais pu vivre sans sa présence ! J'étais au bord du gouffre !

– Bon ! Bon ! mais encore faudrait-il que ce soit réciproque ! lança-t-elle d'un air provocateur !

– Tu as raison et je compte bien en avoir le cœur net !

– Tu sais que ça peut lui coûter cher s'il était dénoncé au conseil de l'ordre des psys ! Enfin si toutefois, il couchait avec toi mais on n'en est pas encore là !

– C'est un tableau très pessimiste ! Et puis pour le dénoncer, il faudrait que ça se sache ! Au pire il changera de métier ! J'ai bien changé d'orientation professionnelle moi !

– Ben voyons ! Tu crois vraiment qu'il pourrait changer de job pour tes beaux yeux ? Mais tu rêves Alice !

– Je croyais que tu serais heureuse pour moi et que tu étais une vraie amie !

– Mais bien sûr ! assura-t-elle Justement ! Je trouve cette histoire surréaliste ! Je ne voudrais pas que tu sois malheureuse !

– Tu m'aideras alors ?

– J'allais justement te proposer une sortie en boîte un soir ? Qu'en dis-tu ? Pour s'entraîner !

– Super ! Je savais que je pouvais compter sur toi, SUPER ! Je vais me préparer Ok !

Elle s'approcha tout doucement d'Alexia et déposa délicatement un baiser sur son front. Alexia le lui rendit, esquissant un sourire complice mais détourna son regard pour cacher sa déception.

Alexia essayait tant bien que mal de ne pas montrer à Alice ses sentiments pour elle.

Elle se sentait troublée en sa présence et tentait de le cacher tant bien que mal. Elle ne voulait pas l'effrayer.

ACTE II

Scène 1 – Ange Darmon : le psychologue

Lorsqu'Alexia s'est installée dans le quartier, Ange Darmon psychologue de son état, occupait déjà l'appartement voisin au sien. Ils firent connaissance lors de leur descente journalière à la boîte aux lettres. Ils échangèrent quelques banalités avant de faire intrusion chez l'un ou chez l'autre pour les besoins habituels de voisinage. Ils se promenaient le soir et se lançaient dans de longues discussions sur un banc de la Place des Vosges. Les nuits d'été étaient douces à cette époque-là, dans Paris. Ils finirent par se côtoyer de plus en plus jusqu'au jour où désemparée, Alexia s'était présentée en panique sur le palier. Sa chatte avait disparu depuis deux jours. Elle avait l'habitude pourtant de ses fugues répétées mais ne pouvait se résoudre à la voir disparaître pour de bon. Pas question de rester sans rien faire et Ange souhaitait lui prêter main-forte. Il prépara quelques avis de recherches qu'ils collèrent allègrement tous les deux dans le quartier.

En descriptif :

Recherche désespérément
Une chatte siamoise, gris anthracite,
avec collier, têtue et sauvage.
Si vous l'apercevez
Contactez-moi au : 06 77 77 36...

Difficile de faire plus banal mais l'espoir de la retrouver les avait rapprochés dans cette épreuve. Ange était un garçon réservé. Son métier le tenait au secret professionnel, ce qui l'avait prédisposé à la discrétion et à la réserve. Il ne faisait confiance à personne et n'avait pas l'habitude de partager ses sentiments. Il se prit d'affection pour Alexia qui, heureuse de rompre sa solitude de temps en temps, se réjouissait de leurs balades et discussions nocturnes. Leur relation était fondée sur un profond respect mutuel et ils ne s'autorisaient aucune intrusion impromptue sauf en cas de force majeure. Il la trouvait jolie mais elle n'était pas son type de femme. Il les préférait mystérieuses, légèrement sombres, voire secrètes, néanmoins jolies. Il s'ennuyait fortement auprès des femmes lisses et sans histoire mais ne pouvait se permettre de lorgner sur ses patientes dans le respect du code déontologique de sa profession. Enfin avait-il cru.

Quelques jours plus tard, Saari, la chatte d'Alexia était restée introuvable et de bon cœur, il lui avait offert une nouvelle petite boule de poils. Les liens s'étaient resserrés à ce moment-là entre eux.

Elle l'avait appelé Angy et malgré la peine due à la disparition de Saari, elle finit par se faire une raison sachant qu'elle avait vécu plus de quinze ans, heureuse en sa compagnie. Ange pensait qu'Alexia était une bonne personne et avait deviné le mal qui la rongeait. Son instinct ne le trompait jamais peut-être aussi par déformation professionnelle. Il avait compris son homosexualité en raison du comportement parfois très masculin d'Alexia, de son regard sur les femmes lorsqu'elle en croisait sur son chemin lors de leurs balades. Il avait aussi compris son refoulement et l'ampleur des dégâts sur sa vie solitaire et frustrée.

Elle avait beau lutter, son attirance envers les femmes s'était affirmée au fil du temps.

Ange s'était rapproché d'elle sachant qu'il n'y avait aucune relation amoureuse possible entre eux. Il savait pouvoir l'aider à faire son coming out et jouer son rôle de psy sans risquer de déstabiliser leur relation d'amitié. Il faut bien avouer qu'Ange était le genre masculin qui plaisait généralement aux femmes. Brun, regard profond, gueule d'ange, look intello doux, fin, de type athlétique. Sa crainte était souvent de voir ses patientes tomber amoureuses de lui. Ce qui était le cas pour la plupart d'entre elles. Il leur redonnait peu à peu goût à la vie, puis l'envie de séduire. Souvent en souffrance, en début d'analyse, ils les voyaient reprendre confiance en elles et les premiers signes de guérison ne trompaient pas puisqu'elles arrivaient dans son cabinet bien apprêtées et maquillées. Il savait à ce moment-là qu'il fallait couper court et arrêter la psychanalyse. Celles qui en nécessitaient le besoin étaient expédiées en urgence chez un confrère.

Scène 2 – Confidence pour confidence

Après trois mois d'entrevues régulières, il avait abordé le sujet lors d'un dîner chez lui.

– Écoute Alexia ! avait-il lancé, je pourrais te proposer de faire un tour à mon cabinet discuter de ce qui te tourmente mais tu serais obligée de payer !

– De quoi me parles-tu Ange ? Je ne comprends pas ?

– Mais si tu comprends très bien ! Je sais que tu es une fille intelligente !

Je suis psy n'oublie pas ! Je perce les âmes les plus secrètes, c'est mon boulot, je te le rappelle !

– Le jour où j'aurai besoin de tes services, tu seras le premier informé, répondit-elle vexée.

– Je comprends et en même temps il te serait si simple de vivre en étant toi-même.

C'est une évidence, tu comprends ! C'est comme renier un grain de beauté en plein milieu de la figure, tu ne peux pas le cacher ! Il faut…

– Ce n'est pas un grain de beauté, c'est une plaie béante, coupa-t-elle ! Oh non !

– Ah ! Faute avouée est à moitié pardonnée ! souligna-t-il d'un ton humoristique.

Je veux juste t'aider Alexia ! On ne peut pas vivre en étouffant comme tu le fais sa véritable nature. C'est un crime !

Elle sentit les larmes monter malgré sa volonté de résister. Elle éclata en sanglots.

Elle déversa dans un torrent tout le chagrin et la frustration contenus depuis toutes ses années. Il la prit tout doucement dans ses bras et la réconforta en attendant qu'elle retrouve ses esprits. Il fallait que toute cette amertume sorte avant d'envisager une reconstruction, une nouvelle vie fondée sur la vérité. La sienne, celle qui faisait d'elle, cet être unique et authentique à prendre ou à laisser d'ailleurs.

– Tu sais, je ne sais pas si cela va te consoler mais je voudrais te faire une confidence.

– Ah oui ! renifla-t-elle encore secouée de toutes ses émotions.

– Je suis amoureux ! déclara-t-il dans un long souffle.

– De qui ? demanda-t-elle aussitôt,

– D'une patiente !

– Merde alors !

– Ah oui ! tu peux le dire ! Merde alors ! Je ne peux pas t'en dire plus.

– Je comprends ! Mais tu me le diras quand même plus tard, hein ?

– Oui c'est promis ! On devrait aller se coucher ce soir ! Dure journée en perspective demain ! Laissons-nous un peu de temps et nous reprendrons la discussion à un autre moment Alexi, OK ?

– Ok ! Je t'adore ! et je te remercie !

Ils renouvelèrent leur séance de thérapie jusqu'à la guérison complète de sa patiente en mal de culpabilité. Il réussit à lui faire admettre qu'elle devait vivre pour elle. Que ses parents attendaient d'elle de vivre en harmonie avec elle-même et que son orientation sexuelle ne changeait rien à la personnalité qu'elle s'était forgée. Elle devrait apprendre à se reconstruire et dotée d'un caractère bien trempé cela lui permettait aussi d'assumer son identité sexuelle. Ange la savait assez forte pour entendre cette vérité longtemps étouffée mais surtout affronter le regard des autres.

Ils avaient pris l'habitude de se retrouver tantôt chez l'un tantôt chez l'autre pour débattre de nouveaux sujets d'actualités entre autres. Ils adoraient cette complicité et s'accordaient un peu de bon temps après une journée de travail.

Ange se souvint aussi de cette conversation insensée et inhabituelle un soir où ils avaient trop bu. Il souriait en y repensant.

– Crois-tu au prince charmant lui avait demandé Alexia ?

– Bien sûr ! lui avait-il répondu offusqué.

– Évidemment ! t'es un mec ! Tous les mecs sont persuadés d'être des princes charmants !

– Mais ne le sommes-nous pas dans le regard de celle qui nous aime ? Et vice versa d'ailleurs ?

– Tu veux dire à chacun sa chacune ! Je suppose ?

– Oui, c'est un peu ça ! Le problème est que les femmes sont insatisfaites en permanence et attendent un amour éternel d'un homme qui serait un idéal masculin.

– C'est vrai qu'il est truffé de clichés bidons notre ami ! Mais, explique ton point de vue ! Je ne comprends pas où tu veux en venir !

– Imagine que ton prince charmant soit un peu moins parfait et que ses défauts te conviennent. Tout du moins, ne t'empêchent pas de l'aimer et que tu puisses vivre avec lui en toute connaissance de cause !

– Personnellement, je préférerais une princesse charmante !

– Soit, tu commences à comprendre ! Il faut le ou la replacer dans le contexte actuel. Il faudrait relooker son image, le dépoussiérer et le réactualiser. Ensuite, il faudrait accepter l'idée que le prince ou la princesse puisse un jour sortir de ta vie !

– Tu veux dire accepter le fait que l'on puisse l'avoir en CDD au lieu d'un CDI ! Faire un petit bout de chemin avec elle ou lui sans se prendre la tête.

– Oui c'est ça, tu ne trouves pas que tout devient plus accessible dans ce cas !

– On s'éloigne quand même du conte de fée, non ?

– Peut-être mais justement rien n'est immuable même pas le prince charmant !

– Il a traversé les époques et les différentes générations de femmes ont continué de l'imaginer sur un beau cheval blanc pour ne citer que cela !

– Ouais ! c'est vrai ! Aujourd'hui, il a tous les visages au-delà des origines raciales ou culturelles, des classes sociales, ou orientation sexuelle.

– En revanche son rôle reste le même, à savoir apporter le bonheur à l'être aimé et le recevoir en échange. C'est d'ailleurs la seule chose qui n'ait pas changé.

– Autrement dit, reprit Alexia, on peut très bien rencontrer plusieurs princes ou princesses dans une vie !

– Exactement puisque l'on vit plus longtemps !

– Donc le prince charmant est un gars ou une fille très ordinaire qui devient extraordinaire pour une durée déterminée à condition de partager un amour réciproque et authentique. Donc le prince charmant existe !

– Oui ! ma belle oui ! ou ta princesse charmante !

– Mais c'est merveilleux !

– Seulement quand tu as la chance de rencontrer la bonne personne au bon moment ! Et ça crois-moi c'est une autre paire de manches !

Ange et Alexia multiplièrent les discussions hebdomadaires. Ils avaient créé une relation de couple improbable mais constructive.

Un autre moment, Alexia curieuse de connaître l'heureuse élue de son protecteur fit une tentative d'introspection.

– Dis-moi Ange ? Tu en as trop dit ou pas assez à propos de l'élue de ton cœur ?

– Disons que je suis tenu au secret professionnel et même s'il n'y a aucune chance que tu la connaisses je préfère rester discret sur son identité !

– Ok ! je comprends mais parle-moi quand même d'elle !

– C'est une jeune femme magnifique, fluette, coupe garçonne, des yeux de chatte ! Elle me bouleverse !

– Ah ? Explique-toi !

– Elle est torturée, tu vois, elle a vécu un grave traumatisme qui lui a déclenché des troubles du comportement. Elle est névrotique avec un dédoublement de la personnalité !

– Ah d'accord ! C'est un peu « Psychose », le film mais version nana quoi !

– Oui ! éclata-t-il de rire.

Pris tous les deux de fou rire, ils reprirent la conversation cinq minutes plus tard.

– Non mais ça m'inquiète de te savoir amoureux d'une folle !

– Elle ne l'est plus justement, elle va mieux mais reste fragile et truffée de tocs.

Elle ne peut pas vivre normalement. Elle est agoraphobe !

– Elle est quoi ?

– Elle a peur de la foule !

– Elle peut déclencher une crise de peur panique en présence de la foule !

– Tu veux dire qu'elle est normale mais toute seule, et en public, elle peut péter un plomb ! Mais je ne comprends pas pourquoi t'as choisi une dingo !

– Arrête de la traiter de folle s'il te plaît ! L'amour ne prévient pas Alexia ! Je l'ai aimée au fil de la thérapie. En la découvrant courageuse, déterminée. Nous pouvions discuter littérature ou peinture. Elle est très cultivée et puis elle faisait médecine avant son agression.

– Moi aussi, je suis tombée amoureuse d'une jeune femme ! lâcha Alexia.

– Ah bon ? Tu aurais pu m'en parler ?

– Non ! coupa-t-elle, j'étais pas prête ; je voudrais te la présenter ! Mais elle est bizarre ! Je ne sais pas si elle joue ou si je peux espérer ! Elle aime soi-disant son psy justement ! J'ai des doutes sur sa capacité de discernement !

– Ah oui ! Intéressant ! acquiesça-t-il d'un air songeur, quand me la présenterais-tu ?

– Vendredi prochain ! On se fait une sortie en boîte et tu me donneras ton avis d'expert !

– Ok ! ça marche j'ai hâte d'y être !

Scène 3 – Préparation de la soirée

Pendant qu'Alice essayait sa nouvelle garde-robe, elle fit une moue d'insatisfaction devant le miroir. L'image que lui reflétait effrontément le miroir ne lui convenait pas. L'entendant maugréer depuis la cuisine, Alexia vint à la rescousse.

– Alors où en es-tu ? lança-t-elle.

– Mais je ressemble à rien là-dedans ! Je n'ai pas assez de fesses ! Les seins, deux œufs au plat !

– Oh la la ! T'exagère un peu là ! Bon laisse-moi voir ça !

En un tour de mains, elle lui tendit un caraco de soie noire à fines bretelles, dénudant ses épaules frêles mais féminines ! Elle marqua la taille d'un gros ceinturon mettant en valeur ses hanches bien dessinées et sa cambrure sensuelle.

– Eh bien voilà !

– Voilà un bout de bois déguisé !

– Je te trouve très sexy comme ça !

– L'amour rend aveugle !

– Comment ça ? secoua-t-elle la tête nerveusement.

– Comme une sœur, l'amour d'une sœur bien sûr ! bredouilla-t-elle.

– Ah oui ! dit-elle gênée et rougissante ! Bon, il faudrait passer au maquillage maintenant ! J'ai un ami à te présenter ce soir !

– Vraiment ! Chouette alors ! Le prince charmant peut-être ?

– Ah ah ! Ne rêve pas ma belle ! Puis elle encercla Alice la tenant prisonnière entre ses bras !

Elles éclatèrent de rire et finirent de se préparer pour une soirée prometteuse en surprises.

Alice était très intriguée et même inquiète de l'inconnu qui allait lui être présentée.

Peur de ne pas être à la hauteur et surtout de cette aventure qui l'attendait ce soir-là.

Cela faisait des siècles qu'elle n'était pas sortie en boîte et appréhendait ce moment.

C'était l'heure de vérité. Elle devait savoir si elle était capable d'affronter ses démons avant de provoquer la rencontre avec son psychologue. Elle avait tout prémédité mais ne devait pas se dévoiler tout de suite. Elle la prendrait certainement pour une folle.

Qui pourrait comprendre sa démarche ? Qui d'entre nous croit encore au prince charmant au point de préparer un stratagème dans le but de le séduire. Elle avait ressenti un certain trouble, une douce euphorie lorsqu'ils étaient dans la même pièce.

Leur désir était palpable. Ils se dévoraient des yeux et se frôlaient quelques fois.

Certes, elle aimait la compagnie d'Alexia, sa joie de vivre, la sécurité qu'elle lui procurait mais devait repousser ses avances sans aucun détour. Elle n'était pas attirée par elle…

L'attirance d'Alexia pour elle la mettait de plus en plus mal à l'aise. À sa rencontre, elle était juste un tremplin. Un moyen d'atteindre plus naturellement et plus rapidement sa cible. Elle voulait jouer la carte du destin. Après tout, le monde est petit, elle aurait pu la rencontrer sur un de ses vols longs courriers.

Alice se sentait pourtant comme oppressée presque démasquée. Il faut dire qu'elle s'était montrée inconsistante ses derniers temps avec Alexia. Le sujet des hommes restait sensible. Elle n'était presque plus sous traitement antidépresseur mais son traumatisme restait palpable. Son prince était à portée de sa main. Encore quelques heures avant de se retrouver nez à nez avec son psy et elle espérait enfin se retrouver dans ses bras.

ACTE III

Scène 1 – La découverte d'Alexia

Suite aux nombreux échanges avec Ange et ses révélations, puis au troublant comportement de sa protégée, Alexia avait décidé de mener son enquête. Trop de doutes pesaient sur son psy de voisin et Alice. Elle avait eu l'impression lors de ces derniers aveux d'avoir été dupée. Elle avait obtenu les clés du bureau d'Ange qui les lui avait confiées un jour au cas où. En même temps, c'était une façon de lui témoigner sa confiance.

L'après-midi même, elle décida d'y aller fouiner prétextant auprès d'Alice de s'absenter pour faire réparer un de ses talons, en prévision de leur sortie nocturne.

Elle demanda à Alice quasi-prête pour la soirée de patienter le temps d'un aller-retour chez le cordonnier. Elle s'était assurée qu'Ange ne serait pas au bureau. Il n'avait pas de rendez-vous programmé ce jour-là. Une chance ! Elle s'introduisit dans le bureau sombre dont les stores étaient baissés. Elle consulta les dossiers à la torche électrique !

Son premier réflexe fut de chercher à A comme Alice dans les casiers qui se trouvaient là, mais ne trouva rien.

Elle regarda dans les archives et fouilla le bureau de l'assistante sans rien y trouver non plus.

Elle s'assit une minute pour réfléchir, faisant face à l'immense bureau vitré d'Ange.

Elle sursauta en voyant au-dessus de la pile de dossiers celui d'Alice sur lequel était inscrit : « À classer ».

Son sang ne fit qu'un tour. La bouche tout à coup desséchée, le cœur battant la chamade, elle ouvrit le dossier, terrorisée de ce qu'elle pouvait découvrir ! Elle le feuilleta, puis le parcourut avant de le jeter à terre ! Folle de colère. « Ils se sont bien moqués de moi tous les deux, pensait-elle. Ils étaient de mèche et ont joué avec mes sentiments ! Pourquoi ont-ils fait ça ! Je leur ai fait confiance à tous les deux ! » Puis, pleura un bon moment, enfermée dans le noir !

Elle préféra éviter de sortir par la porte principale. Dévala les escaliers par la sortie de secours.

Elle appela de son portable Alice pour lui dire que son cordonnier habituel était fermé.

Finalement, cela prendrait plus de temps que prévu.

Elle prit le métro et descendit du côté de Pigalle. Elle rentra dans un de ces bars où elle avait atterri un soir de beuverie de sa vie d'avant le coming out.

Ils la connaissaient bien et la reconnurent tout de suite ! Anna la stripteaseuse, Margot l'emballeuse ! Claudia la chauffeuse de salle. Ils étaient tous là !

– Salut ma belle Alex ! lança Pierrot au bar, salut mon chou ! Tu vas ?

– Dis-moi, il est là le patron ?

– Pas à cette heure ci ! Il n'arrive pas avant 22h30 ! Il délègue maintenant ! levant les yeux au ciel ! Pourquoi ? T'as l'air toute retournée ! T'es toute décoiffée ! Regarde-moi ça !

– Mais qu'est-ce qui t'arrive, s'inquiéta Anna ! T'as des problèmes toi hein ?

– Non, non ! Enfin si mais bon je peux pas vous expliquer ce serait trop long !

– Ben ! tu sais bien que tu peux tout nous dire à nous ! renchérit Claudia.

– Laissez-la donc ! coupa Pierrot Vous voyez pas qu'elle est paniquée cette petite !

– Écoutez tous ! Je vous remercie de votre intérêt pour moi ! Ça me va droit au cœur ! D'ailleurs, j'en profite pour vous l'annoncer ! J'aime les filles et pas les mecs !

– Bravo, Bravo ! applaudirent-ils tous. Allez on va fêter ça ma belle ! Tournée générale pour tout le monde.

– C'est ça un sec et un double pour moi ! réclama Alexia pour la circonstance.

– Dis-moi ? murmura Pierrot à son oreille en lui servant son double scotch. T'es quand même pas venue uniquement pour nous annoncer ça ?

– Non Pierrot !

– Alors vas-y ? Qu'est-ce qui se passe ? insista-t-il.

– J'ai un service à te demander mais c'est à ton patron que je voulais m'adresser !

– Ne t'inquiète pas ! Le délégué, c'est moi ! J'ai carte blanche et puis entre filles, on se comprend non ?

– Bon ok ! Pierrot mais attention ! c'est du top secret !

Il rendit son approbation d'un clin d'œil complice.

Une fois la mission accomplie, Alexia retourna chez elle où Alice l'attendait avec impatience.

– Non mais où t'étais passée l'interrogea-t-elle mécontente de cette disparition Suspecte. Et tes chaussures !

– Tiens regarde, j'en ai acheté une nouvelle paire pour ce soir ! Irréparables m'a dit le cordonnier ! Elles sont belles hein ! Elle avait fait une halte shopping dans un de ces couloirs du métro où les petits commerçants chinois ont pris le monopole.

– Ouais acquiesça Alice, d'un air contrarié !

– Ne fais pas cette tête !

– On va pouvoir y aller tranquillement ! Puis cria :

Mozinor, nous voilà ! Mozinor, nous voilà !

– T'as bu ou quoi ! sourit Alice d'un air amusé.

– Si on mangeait plutôt ! J'ai une de ces faims !

– Sur le pouce alors ! Il faut qu'on se prépare, enfin surtout toi !

– Mais on a le temps, on ne se pointe pas en boîte à 22 h 00 !

– Ah bon ! Mais je n'aurai plus envie de bouger à cette heure-là !

– Même si je te disais que je vais te présenter un prince charmant !

– Mais, je le connais déjà mon prince !

– Un prince peut en cacher un autre tu sais !

– Non ! Je te trouve bizarre depuis que t'es revenue ! C'est qui ce type que tu veux me présenter ?

– Tu verras surprise ! rit-elle. T'inquiète pas on a dit qu'on s'entraînait ce soir.

– Bon ! Ok ! C'est toi la chef, déclara-t-elle .

Elles dînèrent comme si rien ne s'était passé. Alexia s'éclipsa dans la salle de bain et adressa discrètement un texto à Ange pour lui donner rendez-vous directement au lieu-dit.

Voici le texto envoyé :

cc Ange ! c Alex et sa pr1cess !
RDV Mozinor 00 h 30 au bar !
À tte !!

Réponse d'Ange !

J serai ! La sécurité m'a tel !
Qln à fouiller mon bureau cet AM !
Je suis chez ma mère !
À tte !! Ange.

Telle une automate, Alexia coiffa ses cheveux devant le miroir, plongeant machinalement la brosse dans sa crinière rousse. Elle ne pouvait plus reculer songeait-elle. Ils m'ont trahie ! Elle va me le payer cette sorcière ! Elle se mordit la lèvre inférieure de rage et saigna. Elle devait se venger de cette manipulatrice d'Alice. Elle était peut-être guérie et avait subi un vrai traumatisme, avait-elle découvert. Mais ayant compris le plan élaboré pour parvenir à ses fins, elle n'acceptait pas d'avoir été la dinde de la farce. Elle qui l'avait prise sous sa coupe, lui avait consacré tout son temps. L'avait choyée, dorlotée et était même tombée amoureuse de ce monstre de manigance. Elle avait, elle aussi, eu le courage de se remettre en question avec l'aide d'Ange et d'accepter sa différence.

C'est vrai qu'elle lui était redevable et le considérait comme une victime tombée entre les griffes d'une perverse.

Elle se demandait cependant pourquoi Ange était tombé dans le panneau. C'est vrai, il pouvait avoir toutes les femmes qu'il voulait.

Il a fallu qu'il jette son dévolu sur cette malade mentale. Pourquoi ?

En y réfléchissant de plus près, ils avaient tous les trois un point commun qui réunissait leur destin malgré eux. Les trois A :

A comme Alice

A comme Ange

A comme Alexia

Voyons voir ! se surprit-elle à réfléchir !

A comme Amour ? A comme Amis, A comme Assassinat ? Quand même pas ! Puis elle fixa son image dans le miroir, son regard se fit dur. Elle marmonna avant de se voir interrompre par Alice, impatiente de partir.

C'est écrit, c'est notre destin ! Pas de princesse pour moi, pas de prince pour toi ! pensa-t-elle.

Scène 3 – Un A de trop

Alice toqua,

– Alors ? Es-tu prête Alex ?

– Oui oui ! J'arrive !

– Ok ! J'appelle un taxi dans combien de temps ?

– Appelle le maintenant ! Et dis-lui de venir dans une heure, soit pour 23 h 30 !

– Bon, je m'en occupe ! cria-t-elle en s'éloignant.

Alexia pensait de nouveau à ce pauvre Ange. Il n'avait jamais semblé présenter de signes de déséquilibre affectif pour ainsi s'attacher à une paumée.

Il est vrai qu'il l'avait suivie pendant deux ans. C'était peut-être sa plus vieille patiente.

Alice avait été violée par dix gars. Il l'avait aidée à pouvoir se regarder dans une glace sans se sentir coupable. Elle se sentait sale et n'aimait pas son corps qui avait donné contre son gré du plaisir à ses violeurs. Beurk ! Quelle horreur ! pensa-t-elle. Il la regardait et la voyait comme un être pur malgré cela.

Il était tombé amoureux de son innocence. Elle était devenue sa source d'inspiration.

Son sourire, sa fraîcheur, sa candeur n'avaient pas été altérés contrairement à ce que la plupart des hommes auraient pensé. Non, il n'en finissait pas de savourer les merveilleux moments partagés en sa présence. L'amour, le vrai ne permet-il pas de nous dépasser ? Ne révèle-t-il pas ce qu'il y a de meilleur en nous ?

Alexia se demandait pourquoi, elle ne lui avait tout simplement pas dit la vérité au lieu de ce plan tordu qu'elle avait mis au point. Un incroyable stratagème qui ne mènerait nulle part ; certainement pas où elle l'avait décidé en tout cas.

Alice, venait d'appeler le taxi, confiante, sereine, heureuse de revoir son psy dans un autre contexte. Elle avait deviné le plan machiavélique d'Alexia. Elle lui rendait service sans le savoir. Elle ne voulait pas qu'il la vît comme sa patiente ce soir mais comme une femme pour laquelle il aurait un coup de foudre et ne la quitterait plus jamais.

Telle était sa motivation et elle ne pouvait plus reculer même pas pour éviter de faire de la peine à Alexia. Elle l'appréciait énormément et se dit qu'après tout ça, elles seront amies pour de vrai. Elle comprendrait… pensait-elle. Ils feraient en sorte de se racheter. Le mal qu'elle s'était donné après toutes ses années de chasteté, tous les sacrifices valaient la peine de ce merveilleux aboutissement. L'amour se mérite ! songeait-elle, il se construit pierre par pierre et demande une discipline de fer, celle d'occulter sa propre personne. Il est exclusif et ne tolère aucune fausseté. L'amour est intransigeant et c'est pour cela qu'il balaye tout sur son passage.

Ange partait de chez sa mère, où il venait de dîner copieusement. Il la voyait régulièrement. Tous les vendredis soir. Tel était le rituel qu'ils s'étaient fixé tous les deux. Sa déformation professionnelle n'avait aucun effet sur elle puisqu'elle le connaissait par cœur et déjouait systématiquement ses petites cachotteries.

Elle avait senti qu'il avait changé ces derniers temps. Une mère sent ces choses-là. Elle l'avait sondé sans détour.

– Alors mon fils ! Tu es amoureux, on dirait bien ! lança-t-elle.

– Mais maman ! Voyons ! Non ! essayait-il de démentir.

– Mais si ! Tu as les yeux qui brillent ! Tu réponds toujours à côté de la question depuis au moins deux semaines !

– Bon d'accord ! Tu as gagné !

– Ça dépend ? C'est à moi de juger !

Elle ressemble à quoi cette petite princesse ? J'ai hâte de la rencontrer.

– C'est une patiente ! Et je sais ce que tu vas me dire !

– Justement ! Je ne te dirai rien ! Je suis ta mère, je n'ai pas eu d'autre mission que de t'aimer et de te chérir sur terre ! Il me suffit de savoir si elle te rendra heureux !

– Nous ne nous le sommes pas encore avoué mais notre amour pourrait éclairer la terre entière !

Elle a une âme pure et c'est tout ce qui m'importe maman ! Comme toi !

– Je suis loin d'être ce que tu crois mon chéri mais j'ai fait de mon mieux !

– Je sais maman ! Tu as sacrifié ta vie de femme pour moi !

– Je te dois tout ce que je suis !

– Mais j'en suis fière mon chéri !

– Les femmes sont bien différentes aujourd'hui ! Elles veulent tout !

– Elles ont leur liberté ! Leur indépendance financière ! Le choix, mais sont-elles plus heureuses pour autant ?

– Je ne le crois pas ! Je trouve les jeunes femmes parfaitement égoïstes de nos jours ! Pas de compromis ! Un exemple : tu prends du café au lait ! Moi du thé !

Allez hop ! On divorce !

– Tu exagères ! ria-t-il

– Je m'inquiète juste à propos de cette fille que je ne connais pas et toi non plus finalement !

– Je n'ai pas besoin ! Je sais l'importance qu'elle accorde à son amour pour moi !

– Que veux-tu dire ?

– Elle a fait en sorte de nous rencontrer ce soir ! C'est notre premier vrai rendez-vous !

– Ah bon !

– Oui maman ! Elle a pris des risques inouïs pour moi ! Je l'ai compris tard mais je ne peux te l'expliquer maintenant ? Je te raconterai ça demain ! Il faut que j'y aille ! Merci pour tout maman !

– Tout choix est un renoncement mon chéri !

– Alors je renonce à tout pour elle ! cria-t-il en s'éloignant.

– Fais attention à toi ! l'entendit-il répondre .

Il claqua la porte derrière lui. Enfourcha sa voiture intentionnellement garée au plus près.

Pendant ce temps Alexia et Alice prirent place dans le taxi qui les emmenait à Mozinor qui se trouvait aux alentours de Rungis. Elles avaient trinqué au nom de leur amitié avant de partir, histoire de se mettre en condition.

Peu importait, pour Alice qui trépignait à l'idée d'enfin voir son rêve se réaliser.

Alexia avait quelques verres d'avance, ce qui l'avait mise dans un état d'euphorie avancée. Elle avait l'habitude d'arriver en boîte complètement ivre ! Elle ne ressentait plus rien, ni joie, ni peine, juste un profond dégoût ! Elle demanda au taxi de s'arrêter un instant pour vomir ce trop plein de dégoût ! Sous les effets de l'alcool, le visage d'Alice se dédoublait devant elle et il lui semblait voir son nez s'allonger !

– Je savais que t'étais pas une princesse lui lança Alexia !

– Quoi ? Mais t'es complètement saoule ! répondit Alice, T'inquiète pas ça va aller mieux maintenant !

– Tu m'as menti salope !

– Qu'est-ce que tu racontes ?

– Mais oui ! Tu t'es servie de moi !

– Bon, c'est vrai, je l'avoue Alex ! Mais je le regrette ! Tu es une fille formidable !

– Toi, tu n'es qu'une sorcière ! Tu vas me le payer !

– Je ne voulais pas te faire de mal ! Je n'ai pas trouvé d'autre solution pour approcher Ange !

– Tu ne l'auras pas celui-là ! Il est à moi, tu comprends ! Tu ne le mérites pas !

– Que puis-je faire pour me faire pardonner ! essaya-t-elle.

– Disparais tout de suite de notre vie !

– Mais, je ne peux pas ! J'ai fait tout ça pour lui !

– Tu n'as même pas pensé aux conséquences en te servant de moi ! T'es qu'une pauvre malade !

– De toute façon, c'est trop tard ! Ange nous attend là-bas ! On s'expliquera !

Je t'en prie Alex !

– Ouais, c'est ça ! Il faut que je le prévienne ! se raisonna Alex.

– Oui, oui, on lui parlera ! assura Alice.

Le taxi les déposa à l'entrée de l'immense bâtiment déjà engorgé par des arrivants pressés. La musique s'élevait dans les airs et résonnait à tue-tête dans les tempes.

Elles se précipitèrent pour payer et entrer. Alexia se dirigea tout droit vers le bar, tandis qu'Alice suivait tant bien que mal, croisant des personnages tous plus rocambolesques les uns que les autres.

Avant même d'atteindre le bar, Ange surgit devant Alice, sortie de la foule comme par enchantement, il s'inquiéta pour Alice, laissant tous deux Alexia dans sa fureur, foncer vers le bar.

– Comment te sens-tu Alice ?

– Ça va ! mais c'est Alexia, elle est folle furieuse ! J'ai peur ! Il faut qu'on s'en aille d'ici et tout de suite !

– Ne t'inquiète pas ! Je vais lui parler !

– Je l'ai vue derrière toi Ange !

Le jeu des spots light trompait leur vision et ils leur semblaient voir apparaître et disparaître le visage endiablé d'Alexia. Il prit Alice par la main pour la tirer vers la sortie.

Ils ne pouvaient rester dans cette ambiance menaçante où ils n'avaient pas leur place.

Tous les mots qu'ils avaient imaginés pouvoir se dire, restèrent bien au chaud, dans un coin de leur tête. Ils pensaient se les échanger plus tard. Ils auraient toute la vie devant eux ou peut-être une bribe de vie mais l'important était d'aller au bout de leur histoire et d'assumer leur choix.

Ils parvinrent à se glisser hors de cet enfer bruyant pensant avoir échappé aux griffes d'Alexia qui soudainement apparut devant eux, telle une hallucination cauchemardesque.

Elle les avait traqués et leur lâcheté avait décuplé sa colère.

– Calme-toi Alex ! tenta Ange.

– Alors le prince et la princesse voulaient se faire la belle ! Sans moi ! hurla-t-elle.

– Non ! On voulait se parler ! Tu sais bien ! On s'aime !

– Tu veux me piquer ma princesse, Ange ? Mais si elle n'est pas à moi, elle ne sera pas à toi, non plus, Ange ! menaça-t-elle.

– Que veux-tu dire ?

– Ça ! puis elle sortit un révolver de son sac et le pointa sur Alice.

– Alors Alice ! Tu te pavanes moins là, hein !

– Je t'en prie Alex ! Je t'aime aussi ! Je t'en supplie ! On sera là pour…

Le coup partit et Ange s'écroula au pied d'Alice. Il s'était interposé voulant protéger la une dernière fois !

– Oh non ! s'agenouilla Alice ! Oh non ! mon amour !

Alexia s'approcha de sa victime, lâcha son arme et se baissa pour constater toute l'horreur de son acte.

– Je ne voulais pas le tuer ! pleura-t-elle tout doucement hébétée par le corps qui gisait à terre. C'est toi que je voulais tuer !

– Je sais mais lui m'a sauvée deux fois ! Il s'est comporté comme un prince ! Tu as tué mon prince ! pleura-t-elle.

– Oui, tu as raison, c'était un vrai prince !

Les sirènes au loin annoncèrent la fin héroïque mais tragique d'un prince charmant tandis que le destin d'une princesse venait de se briser à jamais et faisait de cette histoire un fait divers banal au lieu du merveilleux conte de fée que l'on aurait pu imaginer.

ÉPILOGUE

Le prince charmant n'est pas toujours l'homme ou la femme que nous croyons au moment où nous le ou la rencontrons !

Voilà toute la complexité de cette fantasmagorie universelle !

« Les amants éternels meurent toujours à la fleur de l'âge »
Citation de Jean Cocteau

Fin

Par Catherine Zoungrana

REMERCIEMENTS

À France Zobda pour sa préface, son analyse subtile et son regard bienveillant sur le Prince charmant et par-dessus tout sa confiance…

À ma famille,

À mon éditeur,

À mes amis,

À Ingrid Monchy pour ses illustrations,

Aux personnages réels ou irréels qui m'ont inspirée et qui se reconnaîtront parfois,

À mes lecteurs qui ont fait de moi un écrivain au service de mes semblables.

À Nicole Louvet

CONFESSION

Certaines femmes m'ont inspirée dans mes travaux d'écriture tant sur le fond que sur la forme. Par exemple, Tina Kieffer à l'époque où elle chroniquait pour « Cosmopolitan ». Christine Bravo pour son émission au féminin « Frou Frou », Tie Ning, écrivaine chinoise, humaniste, militante pour l'émancipation de la femme en Chine, bien d'autres qui luttent pour l'amélioration de la condition des femmes.

Candace Bushnell, écrivaine américaine à l'origine de la série « Sex and the City » et bien d'autres, pionnières dans leur domaine.

Allier la psychologie à l'humour, le sarcasme au conventionnel, le manichéisme et l'universalité, mélanger les genres littéraires a été un exercice des plus délicats car le ton est provocateur, je l'avoue, mais non moins irrespectueux.

Pour finir, il m'a été jubilatoire de me payer la tête du Prince charmant pour vous l'offrir sur un plateau…

Catherine Zoungrana

Table des matières

L'HISTOIRE D'ALICE EN QUÊTE DU PRINCE CHARMANT

Cet ouvrage a été composé par Edilivre
56, rue de Londres, 75008 Paris
www.edilivre.com

Tous nos livres sont imprimés
dans les règles environnementales les plus strictes

Imprimé en France, 2010
Dépôt légal : Décembre 2010

www.ingramcontent.com/pod-product-compliance
Lightning Source LLC
Chambersburg PA
CBHW022309051126
54379CB00069B/494
* 9 7 8 2 8 1 2 1 5 1 7 9 8 *

Je dédie ce roman à toutes les femmes d'hier et d'aujourd'hui et de demain...